FIZZUP

LA MÉTHODE POUR MINCIR EN 6 SEMAINES

LA MAISON
hachette

SOMMAIRE

INTRODUCTION

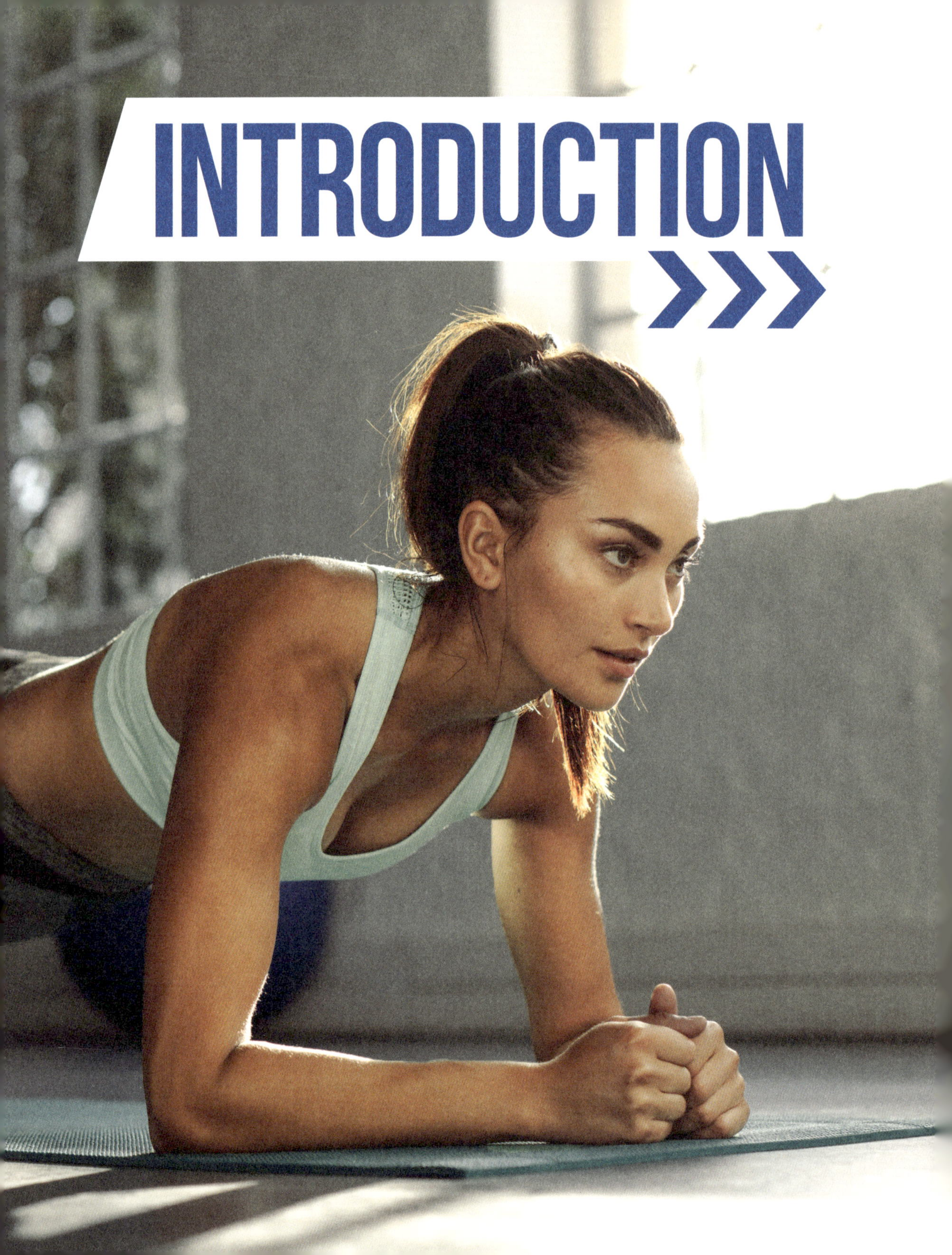

FizzUp a déjà accompagné des millions de femmes pour les aider à atteindre leur objectif sportif et bien-être. Pour la première fois, FizzUp dévoile les coulisses de son succès, en vous expliquant dans cet ouvrage comment fonctionne sa méthode. FizzUp, c'est avant tout un état d'esprit !

En prenant à contre-pied l'industrie du fitness, en s'écartant des chemins racoleurs, basés sur la culpabilisation, le culte du corps, la performance et tous les stéréotypes caractérisant le fitness, FizzUp défend un positionnement novateur, bienveillant et respectueux de chacun. L'ADN de sa méthode repose sur une approche qui reconnecte le corps à l'esprit. Le travail sur l'estime de soi, sur l'amour-propre, sur l'acceptation de sa personne sont les fondamentaux qui font de cette méthode une approche singulière, et redoutablement efficace !

Dix années de recherche ont été nécessaires pour mettre sur pied des procédés innovants basés sur un référentiel sport/santé audacieux. Le sport n'est pas un plaisir pour tout le monde. La performance, la compétition sont autant de freins qui empêchent l'adoption régulière d'une activité physique. FizzUp s'adresse avant tout aux femmes qui veulent « bouger » et obtenir des résultats, sans passer des heures à la salle de sport, et surtout, qui ne veulent pas souffrir ! La méthode conjugue harmonieusement plaisir et effort, en s'adaptant aux capacités physiques de chacune et, surtout, aux plannings surchargés, grâce à des entraînements courts.

FizzUp s'adresse avant tout aux femmes qui veulent « bouger » et obtenir des résultats, sans passer des heures à la salle de sport, et surtout, qui ne veulent pas souffrir !

À la différence des coachs, influenceurs et autres spécialistes du domaine, FizzUp a bâti son savoir grâce à son application de coaching sportif qui a accompagné des millions de femmes vers leur objectif. FizzUp a testé et analysé des milliards d'informations, et cette expertise unique a permis d'identifier les procédés les plus efficaces, les exercices les plus agréables, et a affiné ses planifications d'entraînement et ses recommandations nutritionnelles sur une dizaine d'années. Ce n'est pas un hasard si FizzUp est aujourd'hui l'une des applications de fitness les plus téléchargées en France !

Avec la méthode FizzUp, vous obtiendrez des résultats en 6 semaines, en ancrant facilement le sport et de nouvelles habitudes alimentaires dans votre quotidien !

ESTIME DE SOI

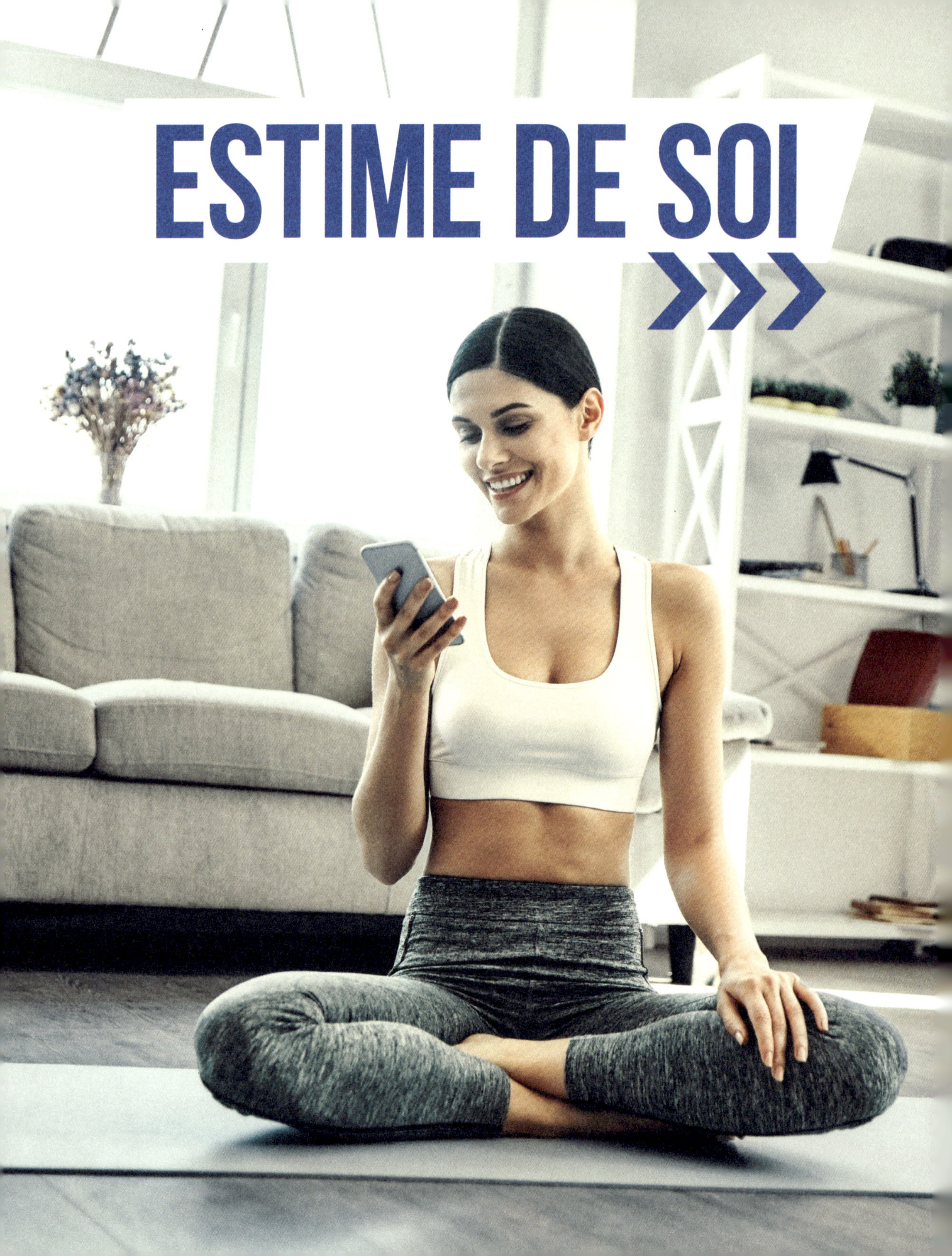

La place de la femme est centrale dans notre société, et elles soulèvent quotidiennement des montagnes. Avec sensibilité et ingéniosité, elles gèrent leur quotidien et accomplissent le flot de tâches qui leur incombent.

CONNECTEZ-VOUS

Et justement, c'est parce que vous êtes capables de tant de choses, de relever tant de défis, de résoudre tant de problèmes, que le moment est venu de prendre du temps pour vous, pour sublimer la magnifique personne que vous êtes. À la différence des hommes, les femmes sous-estiment régulièrement leurs réelles capacités, notamment physiques. Dans les salles de sport, cette différence est frappante ! Quand un homme va mettre plus de poids qu'il ne peut en soulever, une femme, quant à elle, va mettre un poids moindre. On pourrait se dire qu'il s'agit de prudence ou de sécurité, mais en réalité, il s'agit d'une singularité féminine plus profonde. Trop de femmes ont des complexes avec leur corps, avec elles-mêmes, et manquent finalement d'estime de soi. Cela se comprend, quand pendant tant d'années, et encore aujourd'hui, elles ont dû se faire une place dans la société et vivre dans l'absurdité de l'inégalité des sexes. Tant de disparités dont la société porte encore les vestiges, et qu'il est temps aujourd'hui d'abroger définitivement !

L'estime de soi prend ses racines dans votre enfance et dans l'amour que vous ont transmis vos parents. À ce niveau-là, nous ne sommes pas tous égaux, il faut le reconnaître et en avoir conscience. Notre contexte familial, sociétal et scolaire nous a domestiqués avec tout un tas de croyances. Ces croyances, en grandissant, nous les avons adoptées pour en faire notre modèle de représentation du monde. Voici l'aspect positif et essentiel à intégrer le plus rapidement possible : les croyances peuvent être remodelées, voire éradiquées. Prenez du recul sur la représentation de l'amour que vous portent vos proches. Détachez-vous du regard des autres sur vous. Prenez du recul sur les traumatismes de votre enfance, quels qu'ils soient. Oubliez le monde extérieur, oubliez tout, à une exception : VOUS. Connectez-vous ici et maintenant à votre être intérieur, à la belle personne que vous êtes, avec toutes vos qualités, avec toutes vos singularités, et ce qui fait de vous une personnalité unique et magnifique.

Prenez du recul sur la vision des autres sur vous.

SE RECENTRER SUR SOI

En vous connectant à votre être intérieur, vous avez fait le premier pas dans la concrétisation de votre objectif physique. Se recentrer sur soi, comprendre les déterminants de l'estime de soi sont comme la pierre angulaire qui vous permettra d'ancrer des nouvelles habitudes et de progresser : c'est l'unique moyen d'être convaincue de ce que vous allez entreprendre. Cette conviction sera essentielle pour faire naître en vous la motivation nécessaire afin de tenir dans la durée, jusqu'à atteindre votre objectif, et pour vous en fixer de nouveaux. Acquérir de l'estime de soi est un long chemin, qui nécessite d'identifier ses failles intérieures et de les accepter comme éléments structurants de notre personne. L'estime de soi vous permet de vous regarder dans un miroir en vous aimant sincèrement et de vous accepter telle que vous êtes, ici et maintenant. Le plus important dans votre travail d'évolution est de ne pas retarder l'action. Il faut commencer **tout de suite et maintenant.**

CHANGER DES PETITES CHOSES

Inutile de tout plaquer, de tout changer du jour au lendemain. Vous gagnerez du temps en modifiant simplement des choses subtiles dans votre vie, en toute simplicité. Adoptez la pensée positive, dès le matin : quel est le meilleur souvenir qui pourrait vous faire sourire au réveil ? Dites-vous que vous vous aimez dans le miroir, sincèrement. Prenez 5 minutes pour faire un réveil musculaire afin de tonifier votre corps. Soignez votre alimentation dès le début de la journée, en éliminant le sucre ajouté et les aliments transformés. Glissez quelques mots positifs à votre entourage, quelques sourires. Couchez-vous plus tôt pour vous lever quelques minutes en avance, afin de réduire le speed du départ au boulot. Toutes ces petites choses peuvent se compléter au fur et à mesure de la journée. Lorsque l'on s'aime vraiment, tout devient plus léger, plus positif. Vous verrez les qualités des personnes qui vous entourent à la place de leurs défauts. Vous apprécierez le monde autour de vous, la nature, le vivant, le beau… Peut-être même que vous vous laisserez guider par vos intuitions, par la synchronicité du monde pour explorer vos rêves intérieurs et les mettre à exécution : tout est possible. La seule limite, c'est vous-même.

Lorsque l'on s'aime vraiment, tout devient plus léger, plus positif.

Si, après avoir lu ces lignes, vous vous dites « plus facile à dire qu'à faire », revenez au début du texte : **penser qu'il n'est pas possible de changer vos habitudes est une croyance.** Le monde moderne nous a détachés de l'essentiel et notre cerveau s'est conditionné à sélectionner et prioriser les actions que le monde d'aujourd'hui définit comme importantes. Mais ce qui est vraiment important, c'est vous ! En vous aimant, vous aimerez la Terre entière et tout deviendra plus léger, plus plaisant. Le bonheur ultime reste la somme de petits bonheurs qui sont à portée de main. S'aimer, c'est avant tout une rigueur personnelle qui vous demande d'être attentive pour chasser les idées noires, les suppositions et tout ce qui peut vous amener dans une spirale négative.

Le bonheur ultime reste la somme de petits bonheurs qui sont à portée de main.

PLASTICITÉ NEURONALE

Le cerveau est conçu pour être constamment reprogrammé, c'est ce qu'on appelle la plasticité neuronale. En adoptant des postures et des attitudes positives, vertueuses pour votre personne, vous modifierez votre structure cérébrale. Ce mode de fonctionnement dopera votre estime personnelle. Il y a de nombreux usages qui permettent d'ancrer ces modifications. Soignez votre parole et faites attention à ce que vous dites. Ne vous laissez pas aller aux réprimandes. Chassez les paroles négatives, les marques de jugements, l'agressivité et les plaintes, tant pour vous que pour les autres. Si vous vous en prenez à quelqu'un à travers vos propos, c'est avant tout à vous-même que vous manquez de respect. Avoir de l'estime de soi, c'est s'aimer, et donc se respecter à travers ses paroles. Chassez les suppositions, car 80 % d'entre elles n'arriveront jamais, et la majorité sont négatives : alors pourquoi y perdre tellement de temps et surtout d'énergie ? Prenez de la distance sur ce que les autres pensent de vous. Ne vous dites pas que vous êtes à l'origine du problème. Passez vite à autre chose et concentrez-vous sur vous, vos paroles, vos actes et l'amour qui rayonne en vous. Se recentrer sur soi et s'aimer est un grand acte de générosité pour les autres, car il est extrêmement plaisant de côtoyer des personnes agréables, rayonnantes, et en harmonie avec elles-mêmes.

Votre postulat de départ doit être votre harmonie psychique. C'est avec votre tête que vous allez construire et façonner votre corps. Aimez-vous dès maintenant et l'activité physique ne sera qu'un moyen de plus pour construire cet amour inconditionnel qui vous fera rayonner. Vous êtes belle, sublime même : prenez tout ce qui est possible pour en faire une évidence, et n'accordez pas d'importance à celles et ceux qui tenteront de vous détourner de votre chemin. Votre estime est construite sur l'amour que vous allez porter à votre personne. Prenez le temps qu'il faut, mettez-y de l'attention, des rituels, et vous rayonnerez, remplie d'énergie et déterminée comme jamais !

« Votre estime est construite sur l'amour que vous allez porter à votre personne. »

HABITUDES

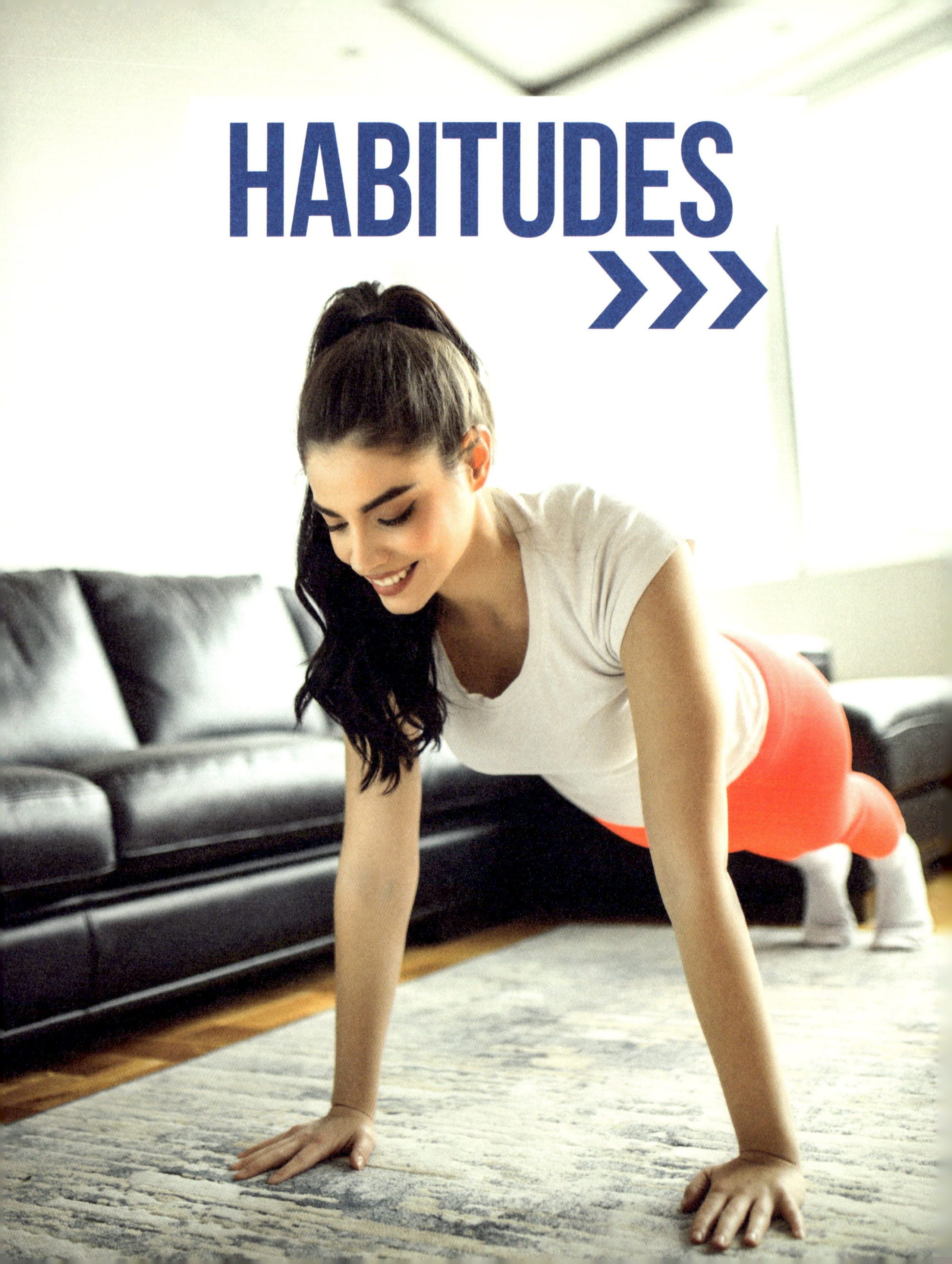

À ce stade de votre vie, vos fondations sont solidement ancrées. Vous êtes une belle personne, avec une histoire riche et une puissante expérience. Appuyez-vous sur ces éléments pour construire les prochaines étapes de votre développement.

NE PAS CÉDER AUX SIRÈNES DU « TOUT, TOUT DE SUITE »

Vous souhaitez vous sentir bien dans votre corps et aimer votre reflet dans le miroir ? Cette évolution passe par la création de nouvelles habitudes sportives et nutritionnelles. C'est la succession de petits succès qui construiront une grande victoire.

Votre évolution physique doit se faire progressivement et respecter plusieurs étapes. Les régimes miracles et les transformations physiques racoleuses sont à exclure car ils ne respectent pas votre corps et surtout votre personne. Rappelez-vous, vous avez développé votre estime personnelle, donc, vous vous respectez. Ne vous laissez pas duper par le marketing du culte du corps, totalement corrompu par les codes de la société mondialisée : tout, tout de suite, sans attendre, peu importe les moyens. Non, ce n'est pas vous.

SE RECONNECTER À SON CORPS

Pour faire évoluer votre corps, il est essentiel d'y aller par étapes. Petit à petit, vous allez ancrer des changements, et plus ces changements seront intégrés en douceur dans votre physiologie, plus ils seront pérennes. Les premières étapes doivent se faire en fonction de votre ressenti. Oubliez les résultats physiques ou esthétiques, même si c'est la finalité attendue. Concentrez-vous tout d'abord sur vos sensations. Commencez par vous reconnecter à votre corps. Sentez votre cage thoracique qui se remplit d'air à l'inspiration et qui se vide à l'expiration. Ressentez l'air qui rentre dans vos poumons, vos muscles qui s'activent, le contact de vos pieds avec le sol, ou de vos fesses sur la chaise. Connectez-vous à vos sens et lorsque vous réaliserez vos prochains entraînements sportifs, gardez à l'esprit cette connexion et faites-en une habitude. C'est un précieux atout pour améliorer votre santé. Vous ressentirez facilement les vagues de fatigue générées par votre organisme et pourrez éviter d'éventuelles blessures. Vous identifierez très tôt les premiers symptômes d'un virus avant même d'être malade. L'écoute de votre corps, la connexion à vos sens est le premier succès que vous devez vous fixer. Avec vos sens en éveil, vous allez améliorer l'exécution de vos mouvements et donc la qualité et l'efficacité de vos entraînements.

Commencez par vous reconnecter à votre corps.

ÉTABLIR UNE ROUTINE SPORTIVE HEBDOMADAIRE

La force de l'habitude

L'étape suivante sera d'ancrer une routine sportive hebdomadaire, que vous devrez préciser dans le temps. Votre objectif est de faire de cette routine une habitude, qui deviendra essentielle. Votre demi-heure de sport, plusieurs fois par semaine, sera votre moment et rien ni personne ne pourra empiéter sur ces précieux instants. Choisissez la durée qui vous convient, idéalement entre 15 et 45 minutes. La durée n'a pas une importance capitale, car FizzUp s'adapte à vos contraintes de temps. Vous pouvez réaliser un entraînement court et intense, qui vous apportera plus qu'un entraînement plus long, à faible intensité. Si vous êtes fatiguée, c'est normal, ne baissez pas les bras.

Ne pas lâcher prise

Une reprise sportive est difficile au début, mais vous en êtes largement capable. Nous n'explorons que 10 à 20 % de nos capacités physiques, bridées par notre mental qui ne connaît plus nos réelles capacités, par manque de stimulation régulière. La réalisation de votre premier entraînement sera votre **deuxième succès**. Dites-vous que vous pouvez le faire et tenez bon car, assez vite, au bout de quelques entraînements, vous vous sentirez mieux ! En général, ce sont les deux premiers entraînements qui sont les plus difficiles, donc votre **troisième succès** sera d'arriver à votre troisième entraînement de reprise.

La durée n'a pas une importance capitale, car FizzUp s'adapte à vos contraintes de temps.

LE BON MOMENT ET LA BONNE FRÉQUENCE

Choisir son horaire

Pour ancrer aisément une nouvelle habitude sportive dans votre quotidien, choisissez ingénieusement le bon moment pour faire du sport. Les deux tiers des personnes font leur sport à domicile vers 19 heures. Cet horaire est intéressant car il se situe juste avant le dîner. L'activité physique ouvre une fenêtre métabolique de 30 à 60 minutes après l'entraînement, pendant laquelle votre organisme assimile plus facilement les nutriments ingérés pour régénérer votre muscle, les stocks énergétiques et tout ce qui est nécessaire à une bonne récupération post-entraînement.

Les deux tiers des personnes font leur sport à domicile vers 19 heures.

Choisir sa fréquence

Idéalement, il est recommandé de faire 80 minutes d'activité physique adaptée par semaine pour progresser. Vous pouvez ainsi faire 3 entraînements de 25 minutes par semaine, ou 2 entraînements de 40 minutes, ou même 4 entraînements de 20 minutes (plus contraignants en termes de fréquence). Nous observons les meilleurs résultats et la meilleure assiduité chez les personnes qui s'entraînent 3 fois par semaine, car c'est le format le plus flexible, qui propose des entraînements relativement courts.

Dans la durée, vous aurez 2 autres grandes étapes à franchir : finir votre premier programme de 3 semaines et passer les 6 semaines d'entraînements. Faites de ces deux nouvelles étapes vos **quatrième** et **cinquième succès.**

TOUJOURS RESTER DANS LE RAISONNABLE

Pour construire une nouvelle habitude sportive, vous devez y aller progressivement, en commençant par l'essentiel : vous connecter (ou vous reconnecter) à vos sensations. Chaque entraînement réalisé est une nouvelle étape de franchie. Première séance, troisième séance, puis 3 semaines et enfin, 6 semaines d'entraînements. À la fin de votre sixième semaine, dites-vous que vous y êtes arrivée ! Vous l'avez fait : félicitez-vous ! Pour la suite, diversifiez vos types d'entraînement pour lutter contre la monotonie. N'hésitez pas à faire des pauses d'une semaine dès que vous le ressentez. Les pauses sportives ont un effet bénéfique sur votre progression car votre niveau de fatigue va baisser et ainsi vous allez ressentir un regain d'énergie et de bien-être général. L'une des clefs pour tenir dans la durée est de ne pas mettre la barre trop haut. En monitorant intelligemment votre progression et en restant toujours dans le raisonnable, vous conserverez un excellent niveau de forme sans user votre corps ni votre motivation.

L'une des clefs pour tenir dans la durée est de ne pas mettre la barre trop haut.

« Idéalement, il est recommandé de faire 80 minutes d'activité physique adaptée par semaine pour progresser. »

COMMENT MINCIR

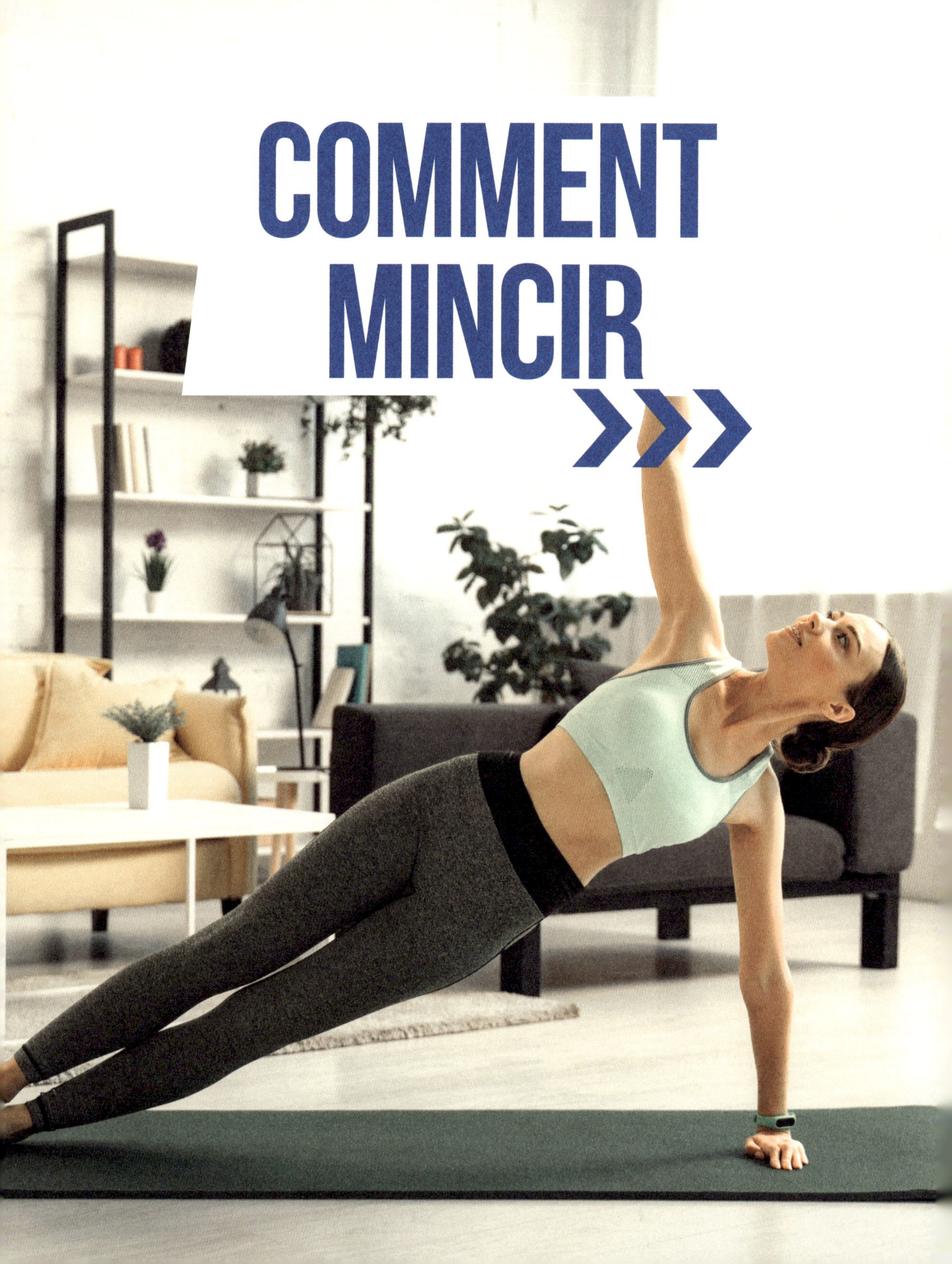

La singularité de notre morphologie crée des inégalités dans notre capacité à perdre du poids. Construisez-vous donc une vision réaliste de vos capacités en alignant vos objectifs en conséquence, afin d'éviter une frustration inutile. Vous êtes déjà magnifique ! Partez de la personne que vous êtes pour la sublimer. Peu importe que vous ne correspondiez pas aux standards : ils évoluent constamment. Définissez le vôtre.

TAUX DE GRAISSE

Pas besoin de balance !

Mincir et perdre du poids sont deux choses différentes. Vous pouvez faire baisser votre taux de graisse et affiner vos lignes sans perdre de poids. Car si vous faites du sport, vous allez développer votre musculature, et même en perdant du gras, votre poids risque de rester stable. Vous l'avez compris, votre balance est inutile : vous pouvez écarter cette source de frustration.

Une meilleure alimentation

La perte de poids passera principalement par une meilleure alimentation. Une séance de sport permet de brûler entre 200 et 300 kilocalories, soit l'équivalent d'un petit pain. Vous serez plus efficace en ne mangeant pas le petit pain ! Votre alimentation représente donc 80 % de vos résultats si vous voulez mincir. Le sport complète votre alimentation pour dessiner vos lignes, donner du galbe et du tonus à votre corps. Grâce au sport, vos fesses seront plus rondes et plus fermes, votre poitrine remontera, vos jambes seront plus fines, votre ventre plus plat et, de manière générale, votre silhouette s'équilibrera. L'association du sport et de la nutrition est indispensable, d'autant plus qu'en fonction de votre morphologie, c'est grâce à ce duo que vous sublimerez vos qualités existantes.

Le taux de masse grasse

Le taux de masse grasse est l'indicateur qui permet de constater votre perte de poids. Il doit se situer entre 20 et 30 % chez une femme. Il se mesure soit avec les plis cutanés (voir méthode plus loin), soit avec une balance à impédance, ou tout simplement à l'œil nu. Il ne faut pas confondre le taux de masse grasse avec l'indice de masse corporel IMC, qui se calcule simplement en divisant le poids (en kg) par le carré de la taille (m). L'IMC est une donnée perfectible, car il ne prend pas en compte votre profil morphologique et notamment, si vous possédez une forte musculature. Concentrez-vous sur votre taux de masse grasse qui est un indice beaucoup plus intéressant.

Il doit se situer entre 20 et 30 % chez une femme.

Principe de la pince des plis cutanés
Prenez un pli de votre peau, au niveau du ventre, puis à l'aide d'une pince, reportez la mesure sur le tableau de correspondance, pour découvrir votre taux de graisse.

Somme des plis (mm)	17-29 ans (en %)	30-39 ans (en %)	40-49 ans (en %)	50 ans et + (en %)
29	14,1	17	19,8	21,4
35	16,8	19,4	22,2	24
30	19,5	21,8	24,5	26,6
35	21,5	23,7	26,4	28,5
40	23,4	25,5	28,2	30,3
45	25	26,9	29,6	31,9
50	26,5	28,2	31	33,4
55	27,8	29,7	32,1	34,6

Tableau de pourcentage de masse grasse

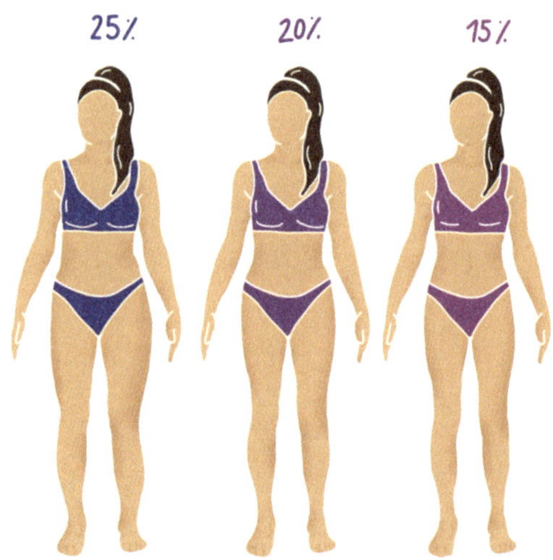

Vos besoins journaliers

Naturellement, le corps consomme de l'énergie pour fonctionner, à hauteur de **1 800 kilocalories** par jour, pour les femmes peu actives physiquement. À cela s'ajoute l'activité physique qui représente entre 200 et 300 kilocalories pour un entraînement de 30 minutes. Donc votre corps puise quotidiennement dans ses stocks énergétiques pour fonctionner. Il va générer son énergie grâce au glucose, associé à l'oxygène que nous respirons, présent dans le sang et stocké dans le foie (processus appelé la glycolyse), et dans les stocks de graisse au niveau des triglycérides (processus appelé la lipolyse) qui constituent le plus gros réservoir d'énergie de notre corps. Pour puiser dans les stocks de triglycérides et faire baisser son taux de graisse, il faut dans un premier temps diminuer leur production, puis dans un second temps stimuler davantage leur consommation.

Éliminez le sucre

Pour réaliser l'addition des kilocalories que vous ingérez quotidiennement, plusieurs solutions s'offrent à vous :

- Regarder les étiquettes.
- Rechercher la composition nutritionnelle des aliments sur https://ciqual.anses.fr/
- Peser tous vos aliments.
- Utiliser votre main comme mesure (cf. ci-dessous).

En comparant la somme de ces kilocalories à votre dépense énergétique journalière, vous connaîtrez exactement le surplus calorique qui entraîne un stockage supplémentaire de graisse. Votre objectif est d'arriver à équilibrer cette balance et à améliorer la répartition de vos apports caloriques. Votre ennemi numéro 1 doit être les sucres ajoutés. Consommé en excès, le sucre ajouté est transformé en acide gras à partir duquel le corps fabriquera des triglycérides qui sont stockés dans les tissus adipeux. Le sucre ajouté est très présent dans quasiment tous les aliments transformés que nous achetons. Il a un pouvoir très addictif et stimule la surnutrition. Ainsi, l'industrie agroalimentaire en ajoute quasiment partout. C'est un stratagème pour augmenter les portions que nous mangeons. Regardez les étiquettes de vos aliments, et notamment la ligne intitulée « dont sucres ». Quand un aliment présente plus de 10 grammes de sucre pour 100 grammes, ce n'est pas bon ! Le sucre ajouté est votre cible prioritaire, mais gardez à l'esprit que tout ce qui est consommé en excès peut être stocké en graisse !

Votre ennemi numéro 1 doit être les sucres ajoutés.

Ayez de nouveaux réflexes

À l'image du sport, il faut faire évoluer votre nutrition progressivement. Commencez par être attentive au sucre ajouté dans les aliments que vous achetez. Ensuite, prenez des réflexes malins, faciles à mettre en œuvre et très efficaces. Ciblez les desserts, les boissons sucrées, le pain blanc et les viennoiseries. Réduisez progressivement ces aliments et vous constaterez rapidement des premiers résultats très encourageants. Ne vous privez pas, se faire plaisir de temps en temps n'aura pas d'impact, du moment qu'au quotidien vous entretenez de bonnes habitudes alimentaires. Tout est une question de calcul, soyez stratège, et conservez des plaisirs sans vous frustrer.

Vous pouvez optimiser davantage votre apport calorique en le calculant avec précision et en l'ajustant à vos besoins nutritionnels journaliers. Cette étape est plus fastidieuse mais très efficace. Pour ce faire, consultez les étiquettes de vos aliments qui détaillent leur composition nutritionnelle. Ensuite, pesez vos aliments pour estimer avec précision le nombre de calories de votre repas et la répartition des glucides, protéines et lipides.

Valeur nutritive
pour 175 g

Teneur	% valeur quotidienne
Calories 130	
Lipides 0,5 g	1 %
saturés 0,3 g + trans 0 g	2 %
Cholestérol 4 mg	
Sodium 125 g	5 %
Glucides 26 g	8 %
Fibres 0 g	0 %
Sucres 26 g	
Protéines 8 g	

Vitamine A	8 %	Vitamine C	4 %
Calcium	25 %	Fer	0 %

Valeur nutritive pour 175 g

Ne vous privez pas, se faire plaisir de temps en temps n'aura pas d'impact, du moment qu'au quotidien vous entretenez de bonnes habitudes alimentaires.

Mesurer les proportions pour une assiette

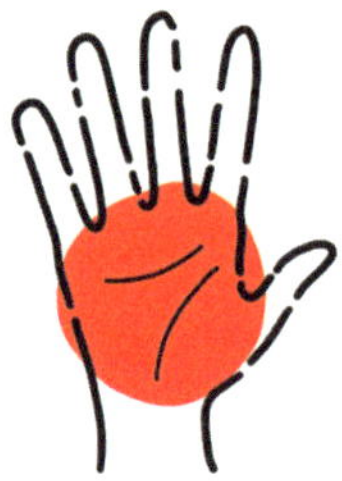

UNE PORTION DE PROTÉINES

1 paume de main

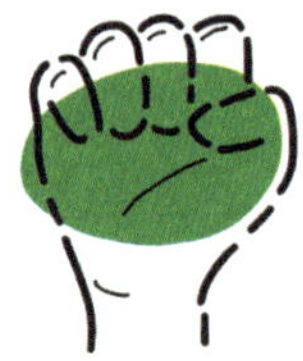

UNE PORTION DE LÉGUMES

1 poing

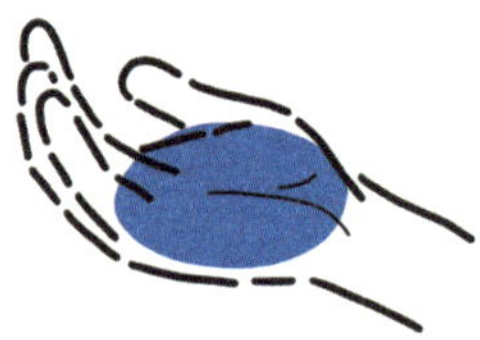

UNE PORTION DE GLUCIDES

1 main en coupe

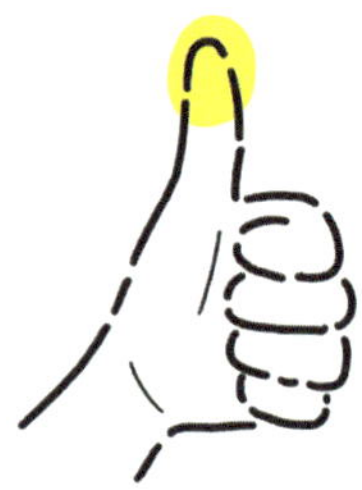

UNE PORTION DE LIPIDES

1 pouce

Équilibrez votre alimentation

Si vous constatez un fort déséquilibre entre votre consommation et vos dépenses énergétiques journalières, ne diminuez pas trop rapidement. Il en va de même avec les modifications alimentaires que vous allez adopter, allez-y progressivement. Un changement trop radical sera interprété par votre corps comme un manque qui lui fera adopter une posture de sécurité. Ainsi, au premier écart, il stockera en abondance, dans l'objectif de pallier une future carence. C'est le fameux « effet yoyo » malheureusement constaté dans beaucoup de régimes minceur.

Plus les modifications de vos habitudes alimentaires seront progressives et ancrées dans le temps, plus elles seront pérennes. Pour vous rapprocher de votre dépense énergétique journalière, baissez vos apports caloriques par palier de 200 kcal. Tant que vous constatez des progrès, gardez votre apport calorique au même palier, puis baissez à nouveau de 200 kcal lorsque vous stagnez.

Plus les modifications de vos habitudes alimentaires seront progressives et ancrées dans le temps, plus elles seront pérennes.

Optimisez la satiété

Pour diminuer votre envie de manger et arriver plus rapidement à la satiété (lorsque vous n'avez plus faim), il existe plusieurs techniques. Tout d'abord, le choix des aliments : les aliments riches en fibres, comme les pâtes complètes ou le pain complet, et les aliments sources de protéines, comme les viandes blanches ou le poisson, réduisent la sensation de faim. Il en va de même avec ceux riches en fibres ou en eau comme les légumes, par exemple. Le contraste des couleurs, qui doit être marqué entre vos aliments et votre assiette, ou la nappe de votre table, constitue une ruse pour tromper notre cerveau et réduire les quantités sans vous en rendre compte. Tout comme la taille des assiettes : une petite assiette trompera également votre cerveau et vous permettra de manger moins, en réduisant les portions.

Le moment de la journée où vous mangez est également crucial ! Ingérer plus de calories le matin a un effet positif sur les niveaux d'insuline et permet de brûler plus efficacement les calories tout au long de la journée. Mangez également après votre entraînement. Le corps assimile mieux les nutriments consommés dans les 30 à 60 minutes après l'entraînement pour reconstituer les stocks de glycogène et arrêter la dégradation musculaire post-entraînement.

EN RÉSUMÉ

Pour mincir, concentrez-vous sur votre image, sur l'évolution de votre corps et de votre silhouette. Partez de vos qualités, fixez-vous un objectif réaliste en vous émancipant des standards et des clichés des magazines. Gardez à l'esprit que la nutrition est la clef pour diminuer votre taux de graisse.

« Le moment de la journée où vous mangez est également crucial ! »

ÉQUILIBRE NUTRITIONNEL

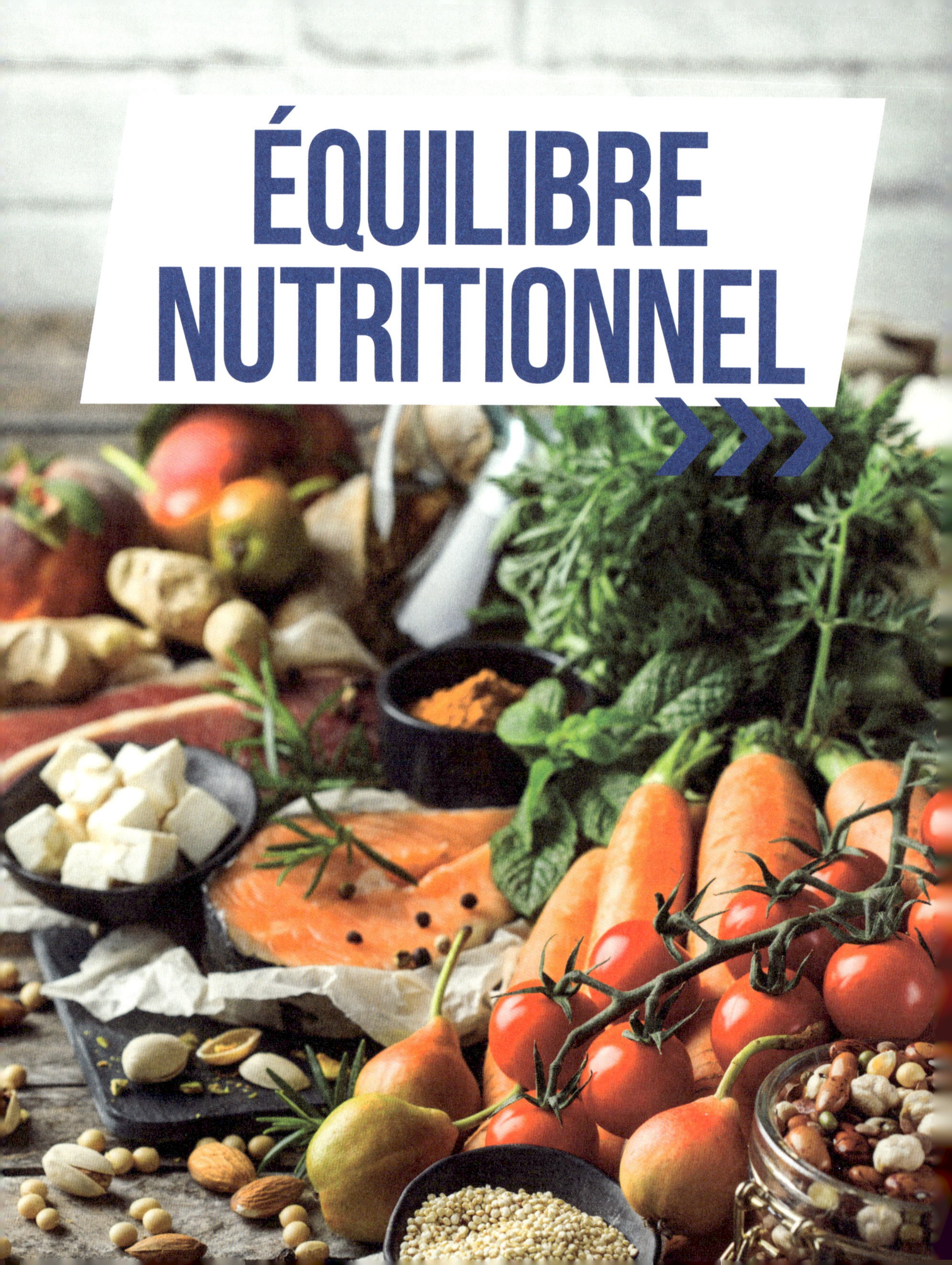

L'association du sport et de la nutrition est le combo gagnant pour mincir et obtenir le corps que vous désirez. Un bon équilibre nutritionnel permet de maximiser l'efficacité de vos entraînements. Transpirer c'est bien, mais si en plus vous mangez ce qu'il faut pour accélérer vos résultats, c'est encore mieux !

AJUSTER SON ALIMENTATION

Vous connaissez maintenant les bonnes habitudes alimentaires à prendre :

- réduire votre consommation de sucre ;
- équilibrer les calories consommées et dépensées ;
- optimiser votre satiété.

Ces bonnes habitudes alimentaires sont à compléter avec une compréhension plus large de la nutrition, afin de gagner en autonomie pour parfaire votre équilibre nutritionnel.

Macro et micronutriments

Toute notre alimentation est régie par 3 macronutriments : les glucides, les protéines et les lipides (qu'on appelle « GPL ») et 2 catégories de micronutriments, qui sont composés de 13 vitamines et 22 minéraux. Les GPL nous apportent notre source d'énergie :

- 1 gramme de glucide apporte 4 kcal ;
- 1 gramme de protéine apporte 4 kcal ;
- 1 gramme de lipide apporte 9 kcal.

À noter que l'éthanol, contenu dans l'alcool, possède également une valeur énergétique de 7 kcal pour 1 gramme. À consommer bien évidemment avec modération. Les micronutriments, vitamines et minéraux, quant à eux, sont nécessaires à l'équilibre chimique et au bon fonctionnement de notre organisme.

Des effets visibles

En améliorant votre alimentation, vous observerez un changement physique de votre corps, mais également une amélioration notable de votre bien-être et de votre santé ! La nutrition est à la source de la construction de nos cellules, de nos organes, de notre système immunitaire, de tout notre corps. Mettre en place une alimentation équilibrée vous garantit d'être en meilleure santé et de remédier à de nombreux problèmes (douleurs intestinales, troubles du sommeil, problèmes cutanés, hypertension, diabète), en plus de renforcer vos défenses immunitaires et de réduire le risque de développer des maladies graves.

GLUCIDES

Les glucides sont le carburant que le corps sait fabriquer lui-même. Ils sont stockés dans le sang puis dans le foie, et les surplus, sous forme de graisse, dans les tissus adipeux. **Oubliez l'adage des sucres lents ou rapides.** La qualification d'un glucide se fait grâce à son index glycémique. Plus ce dernier est élevé, plus les glucides consommés passent rapidement dans le sang. Lorsque votre glycémie monte rapidement, votre corps réagit pour stocker les glucides en surplus, puis ce taux baisse fortement dans la foulée, ce qui provoque une sensation de fatigue subite. Cette hausse et baisse rapide est particulièrement dommageable pour la régulation hormonale de la glycémie et cause de nombreuses pathologies telles que le diabète. Sans oublier que les excédents de glucides sont stockés dans l'organisme sous forme de triglycérides au niveau des tissus adipeux, et augmentent votre taux de graisse.

Privilégiez les glucides à IG (index glycémique) bas, comme les légumes, les légumineuses, le riz complet. L'association des aliments va également jouer sur l'IG global de votre plat. Par exemple, accompagner des pommes de terre avec d'autres légumes et de l'huile permet de faire baisser l'IG global de votre plat. Soyez également vigilante à ne pas trop cuire vos aliments et gardez à l'esprit que le taux de sucre d'un aliment n'a pas d'influence sur son index glycémique. Un index glycémique est considéré comme élevé lorsqu'il est supérieur à 70, et modéré entre 56 et 69. Privilégiez donc des aliments à index glycémique bas, inférieur à 55.

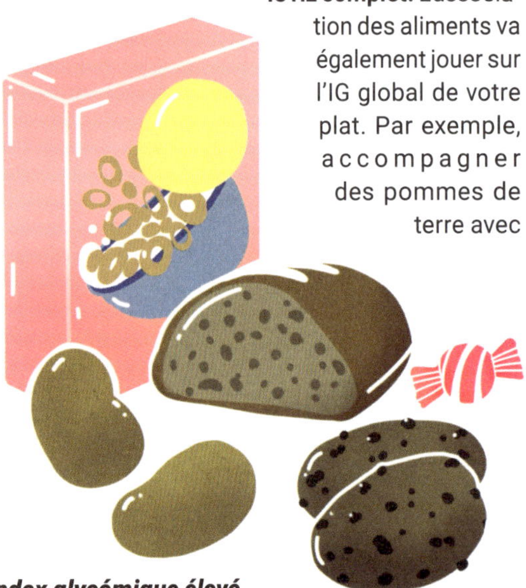

Index glycémique élevé

Pour apporter plus de précision, vous pouvez vous référer à la charge glycémique, qui évalue la capacité à élever le sucre sanguin en fonction de la portion d'un aliment. Cet indicateur est plus concret, car il prend en compte la quantité de l'aliment consommé associée à son index glycémique. Ainsi, un aliment avec un index glycémique plus haut, consommé en petite quantité, peut avoir une charge glycémique plus basse qu'un aliment à index glycémique plus bas, mais consommé en plus grande quantité. Une charge glycémique supérieure à 19 est considérée comme élevée, et basse si elle est inférieure à 10.

Il est recommandé de consommer entre 40 et 55 % de glucides de vos apports énergétiques journaliers. Ce qui représente **entre 250 grammes et 330 grammes** de glucides par jour.

Privilégiez les légumes (tous types), les fruits (pommes, abricots, kiwis, poires, oranges...), les oléagineux (noix de pécan, noix de cajou, cacahuètes grillées non salées) et les légumineuses (lentilles, pois chiches, petits pois) à index glycémique bas pour vos apports journaliers de glucides.

PROTÉINES

Contrairement aux glucides, les protéines sont des macronutriments essentiels que l'organisme ne sait pas fabriquer. Elles sont utilisées par notre organisme pour fabriquer nos muscles, nos os, notre peau, nos hormones, les anticorps de notre système immunitaire... Il est capital d'en intégrer suffisamment à notre alimentation. Les protéines sont constituées de chaînes d'acides aminés. Il existe 20 acides aminés différents : 9 essentiels (leucine, isoleucine, lysine, méthionine, valine, tryptophane, thréonine, phénylalanine, histidine) et 11 non-essentiels qui peuvent être fabriqués par les premiers.

Comme le corps ne stocke pas les protéines, il est important d'en consommer régulièrement en proportions suffisantes et en ciblant les acides aminés essentiels. Il est recommandé de consommer **1 gramme de protéine par kilo de poids de corps par jour.** Par exemple, une personne qui pèse 60 kg devrait consommer environ 60 grammes de protéines par jour. Si vous faites de l'activité physique, il est recommandé de monter à 1,5 gramme de kilo de poids de corps, soit environ 90 grammes dans notre exemple.

Aliments	Quantité de protéines pour 100 g
Œufs	13 g
Volailles	27 g
Poisson	22 g
Fromage	13 g
Parmesan	38 g
Lentilles	25 g
Quinoa	14 g
Haricots	9 g
Spiruline	65 g
Tofu	36 g

ACIDES AMINÉS

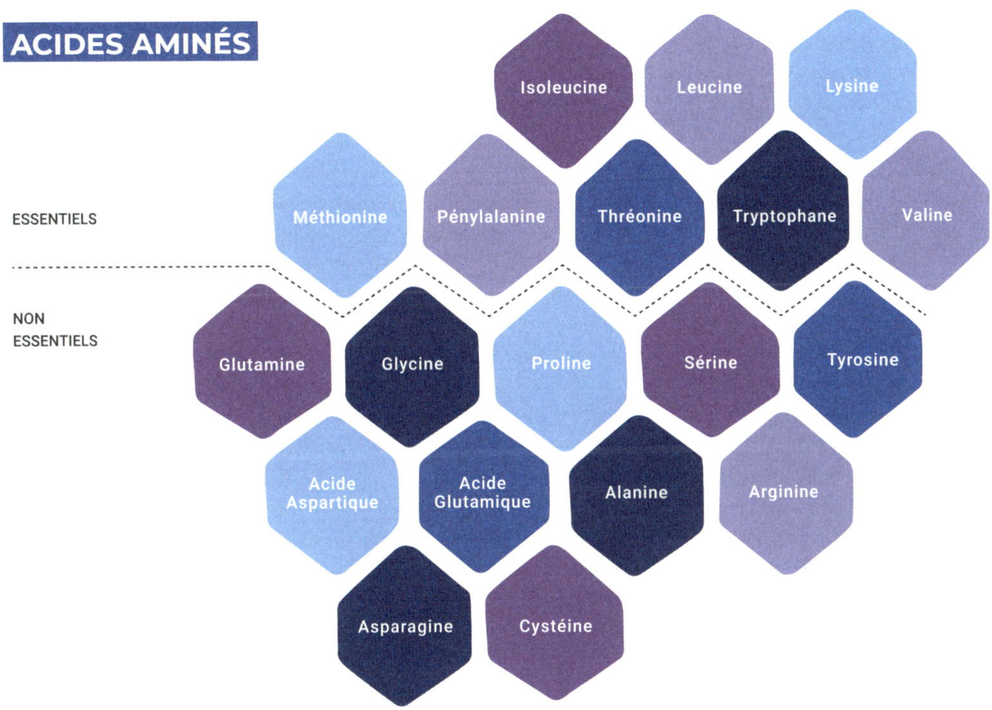

	Leucine	Isoleucine	Valine	Phénylalanine	Thréonine	Méthionine	Lysine	Tryptophane
ŒUFS	✓	✓	✓	✓	✓	✓	✓	✓
VOLAILLE	✓	✓	✓	✓	✓	✓	✓	
VIANDE ROUGE	✓	✓	✓	✓	✓	✓	✓	
POISSON	✓	✓	✓		✓	✓	✓	✓
FROMAGE	✓		✓	✓	✓	✓		✓
SOJA	✓	✓	✓	✓			✓	
CÉRÉALES (Blé, riz, maïs…)		✓				✓	✓	✓
LÉGUMINEUSES (Haricots, lentilles…)		✓	✓	✓		✓	✓	
FRUITS À COQUE (Amandes, noix…)		✓		✓				✓

Les 8 acides aminés essentiels

VIANDE ROUGE ET CANCER : L'ÉVIDENCE

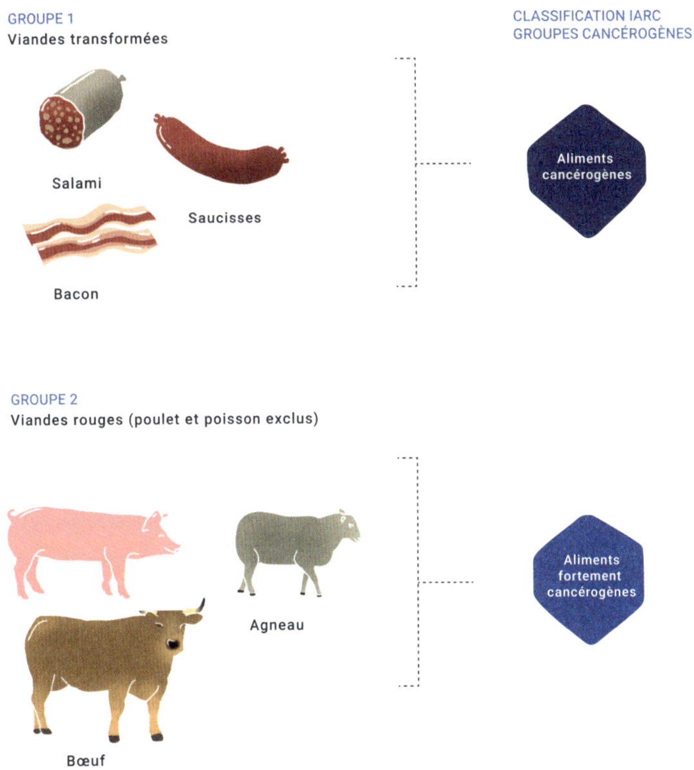

La viande rouge présente également une forte teneur en protéines mais il faut en limiter sa consommation à moins de 500 grammes par semaine. La viande rouge (et particulièrement la viande rouge transformée) et la charcuterie augmentent le risque de cancer (colorectal, de l'œsophage, du pancréas, des poumons, de l'estomac, de l'endomètre et de la prostate), notamment à cause de leur forte teneur en fer émétique (fer animal).

De plus, la production intensive de bœuf est aujourd'hui l'un des problèmes écologiques majeurs auxquels nous sommes confrontés : déforestation intensive de la forêt amazonienne pour faire pousser les céréales utilisées pour gaver les bêtes, rejet de méthane dans l'atmosphère, premier gaz à effet de serre, pollution des sols… Si vous êtes soucieuse de l'écologie, sachez que l'action la plus efficace pour avoir un impact vert sur la planète est de limiter votre consommation de bœuf.

LIPIDES

Communément appelés « graisses », les lipides sont, comme les protéines, des macronutriments essentiels que notre corps ne sait pas fabriquer. Ils constituent la structure des membranes de nos cellules, participent à la création de certaines hormones et jouent un rôle dans le transport des protéines, des vitamines liposolubles et de certaines hormones. Il est essentiel de consommer des lipides en identifiant bien les différentes catégories de graisse !

Acides gras

- **Les acides gras trans**, provenant des fabrications industrielles, à éviter absolument.
- **Les acides gras saturés**, à consommer avec modération pour éviter des problèmes cardiovasculaires ou de cholestérol.
- **Les acides gras mono-insaturés**, contenus dans l'huile d'olive, par exemple, contiennent des oméga-9 bénéfiques pour la santé.
- **Les acides gras poly-insaturés**, essentiels pour notre organisme, contiennent des oméga-6 et des oméga-3, dont la consommation doit être subtilement équilibrée.

Il est recommandé de consommer **entre 35 et 40 %** de lipides dans vos apports énergétiques journaliers, ce qui représente **entre 70 et 80 grammes** de lipides par jour.

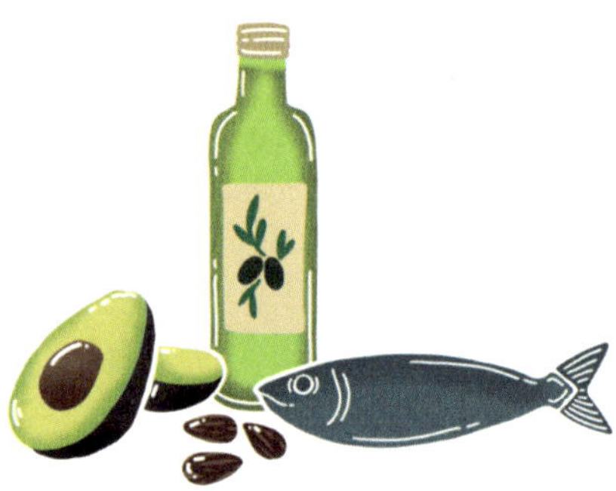

Graisses à privilégier

Chassez les acides trans, issus des procédés industriels de fabrication, que vous retrouvez dans les plats tout préparés, les pâtisseries, les biscuits, et surtout dans la restauration rapide pour ne pas citer de grandes marques ! Limitez votre consommation d'acide gras saturés, comme les aliments riches en beurre. Ils restent cependant importants dans des proportions raisonnables qui ne doivent pas excéder 10 % de vos apports nutritionnels journaliers, ce qui représente environ **20 grammes par jour.**

Optimisez votre consommation d'acides gras mono-insaturés, riches en oméga-9. Vous en trouverez dans l'huile d'olive et dans les oléagineux (amandes, noix). Il est recommandé d'apporter environ 20 % d'acides gras mono-insaturés dans vos apports nutritionnels journaliers, ce qui représente environ **40 grammes.**

Améliorez votre consommation d'acides gras poly-insaturés, dont notamment les oméga-6 et oméga-3. Les oméga-6 et les oméga-3 sont des lipides essentiels pour l'organisme. Vous devez en consommer en respectant un ratio équilibré de 8 grammes d'oméga-6 pour 2 grammes d'oméga-3 (un rapport de 4 pour 1 donc). Il est important de respecter cet équilibre, sachant que dans notre alimentation, les nutritionnistes observent un déséquilibre qui est de l'ordre de 20 grammes d'oméga-6 pour 1 gramme d'oméga-3. Il faut donc diminuer notre consommation d'oméga-6 et en augmentant celle

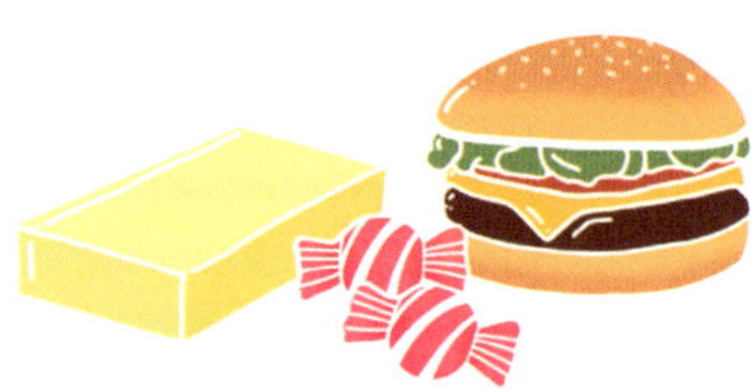

Graisses à éviter

d'oméga-3. Les premiers sont très présents dans notre alimentation et se retrouvent quasiment partout. À l'inverse, les seconds sont plus difficiles à trouver et seront présents dans les œufs et la viande, à condition que les animaux aient été nourris exclusivement d'herbe. Ces aliments sont identifiables par une étiquette « oméga-3 naturels ». Sachez que vous pouvez également trouver des oméga-3, en plus faible teneur, dans les épinards, la laitue, la mâche ou encore les avocats.

VITAMINES ET MINÉRAUX

Vitamines

Les cellules ont besoin de vitamines pour fonctionner correctement. Il existe 13 vitamines différentes, classées en 2 groupes : les hydrosolubles et les liposolubles. Notre corps est en capacité de synthétiser deux vitamines : la vitamine D grâce à l'exposition au soleil et la vitamine K. Toutes les autres doivent provenir de votre alimentation.

Les vitamines hydrosolubles circulent dans les liquides de notre organisme, elles ne sont pas stockées et sont éliminées dans les urines en cas de surplus. Elles sont majoritairement présentes dans **les légumes et les fruits.**

Les vitamines liposolubles sont stockées dans les tissus adipeux (la matière grasse). Il est important de ne pas en abuser, car si elles sont stockées en trop grande quantité, elles peuvent devenir toxiques pour l'organisme. On les retrouve dans **les poissons gras, l'huile, le jaune d'œuf, les abats et le foie.**

Les cellules ont besoin de vitamines pour fonctionner correctement.

Minéraux

On dénombre 22 minéraux au total. Ils sont classés en deux catégories : les oligoéléments et les minéraux majeurs. Les minéraux ont un rôle important dans la composition des hormones, mais également dans différentes fonctions de l'organisme, et contribuent aussi à la constitution des os.

Les minéraux majeurs nécessitent un apport journalier supérieur à 100 mg par jour. Il en existe 7 : le calcium, le magnésium, le manganèse, le sodium, le potassium, le soufre et le chlore. Il existe 15 oligoéléments présents en plus petite quantité dans notre organisme, dont notamment le fer, le zinc, le cuivre, le sélénium, l'iode, le chrome, et le fluor.

Les insuffisances en vitamines ou en minéraux sont courantes, du fait de notre alimentation devenue plus déséquilibrée au fil du temps.

Voici les carences les plus fréquentes :

- en **fer** (la spiruline, le chocolat noir, les haricots rouges, les lentilles en sont riches) ;
- en **magnésium** (les amandes, les fruits de mer, les bananes, le chocolat noir en sont riches) ;
- en **vitamine D** (le hareng, le maquereau, les sardines, le saumon, les œufs, les champignons en sont riches) ;
- en **calcium** (le thym, le fromage, les sardines, le tofu, le lait, les amandes en sont riches) ;
- en **zinc** (les huîtres, les crustacés, le soja, les légumes secs). Bonne nouvelle : le chocolat noir, de bonne qualité et écologique, est lui aussi riche en vitamines et en minéraux.

Gardez à l'esprit que le choix de vos aliments est primordial. Les traitements industriels et

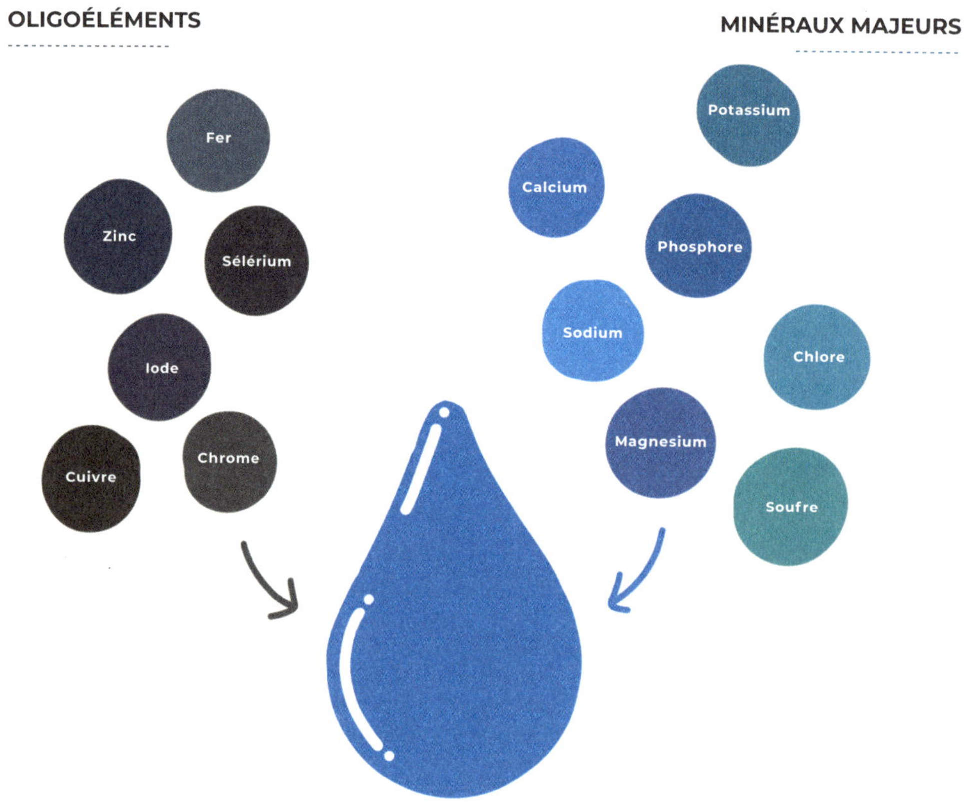

l'agriculture intensive ternissent énormément la qualité nutritionnelle des aliments. Privilégiez toujours des aliments non transformés et provenant d'une production biologique. Choisissez-les à forte densité nutritionnelle, renfermant une quantité importante de micronutriments, comme les légumes, les fruits, les oléagineux. Chassez de votre alimentation ceux à faible densité nutritionnelle qui possèdent souvent une forte densité calorique, comme les produits transformés, gras ou sucrés.

COMPLÉMENTS ALIMENTAIRES

Les compléments alimentaires existent sous diverses formes, et leur objectif est d'éviter les carences de notre alimentation. Les compléments les plus fréquemment utilisés concernent les protéines en poudre, les vitamines et les minéraux. Ils peuvent être utiles en cas de forte carence mais ils ne remplaceront jamais une alimentation équilibrée. Sachez que les molécules naturelles seront toujours plus efficaces qu'une molécule provenant d'une fabrication chimique. Les compléments alimentaires constituent aujourd'hui une solution de facilité, insufflée par l'industrie agroalimentaire, qui en a fait un énorme business. Vous pouvez totalement vous en passer ou, dans les cas où vous identifiez un complément intéressant, privilégier des produits sains d'origine biologique, qui viendront compléter une alimentation naturelle équilibrée !

En conclusion, inutile de faire de l'ingénierie nutritionnelle, en pensant absolument à tous vos aliments et en cherchant la répartition parfaite des macronutriments et micronutriments. Gardez simplement à l'esprit les proportions cohérentes de glucides, lipides et protéines à consommer chaque jour grâce à des moyens mnémotechniques (liste d'aliments avec leurs quantités). Les vitamines et minéraux sont très présents dans les légumes issus de l'agriculture biologique. Sachez que notre corps est intelligent, il saura affiner avec vous les derniers réglages du moment que votre alimentation est saine et équilibrée. Anticipez vos repas, mutualisez la préparation de vos plats sur plusieurs jours, faites simple et mettez en place des routines qui vous feront gagner du temps. Adoptez les bons réflexes à l'extérieur, au restaurant, ou chez des amis. Évitez les desserts, réduisez les portions, fuyez le sucre ajouté, les aliments transformés, les aliments à index glycémique haut et réduisez les viandes rouges. Soyez également vigilante aux intolérances, notamment au gluten et au lactose.

ÉCOLOGIE

Dites-vous qu'une bonne alimentation est synonyme d'acte écologique, d'autant plus si vous réduisez votre consommation de viande et de poisson (plus de 80 % des fonds marins ont déjà été vidés…) ! Manger bien, c'est manger simple : des produits naturels, non transformés, et cultivés dans le respect de notre planète. L'industrie agroalimentaire est le premier pollueur mondial. C'est en agissant chacun à notre niveau que nous pourrons changer les choses. Bien manger est l'acte écologique le plus efficace. Voilà une raison supplémentaire de prendre un peu de temps pour mettre en place de bonnes habitudes alimentaires quotidiennes, afin d'améliorer votre santé et celle de la planète.

ENTRAÎNEMENT

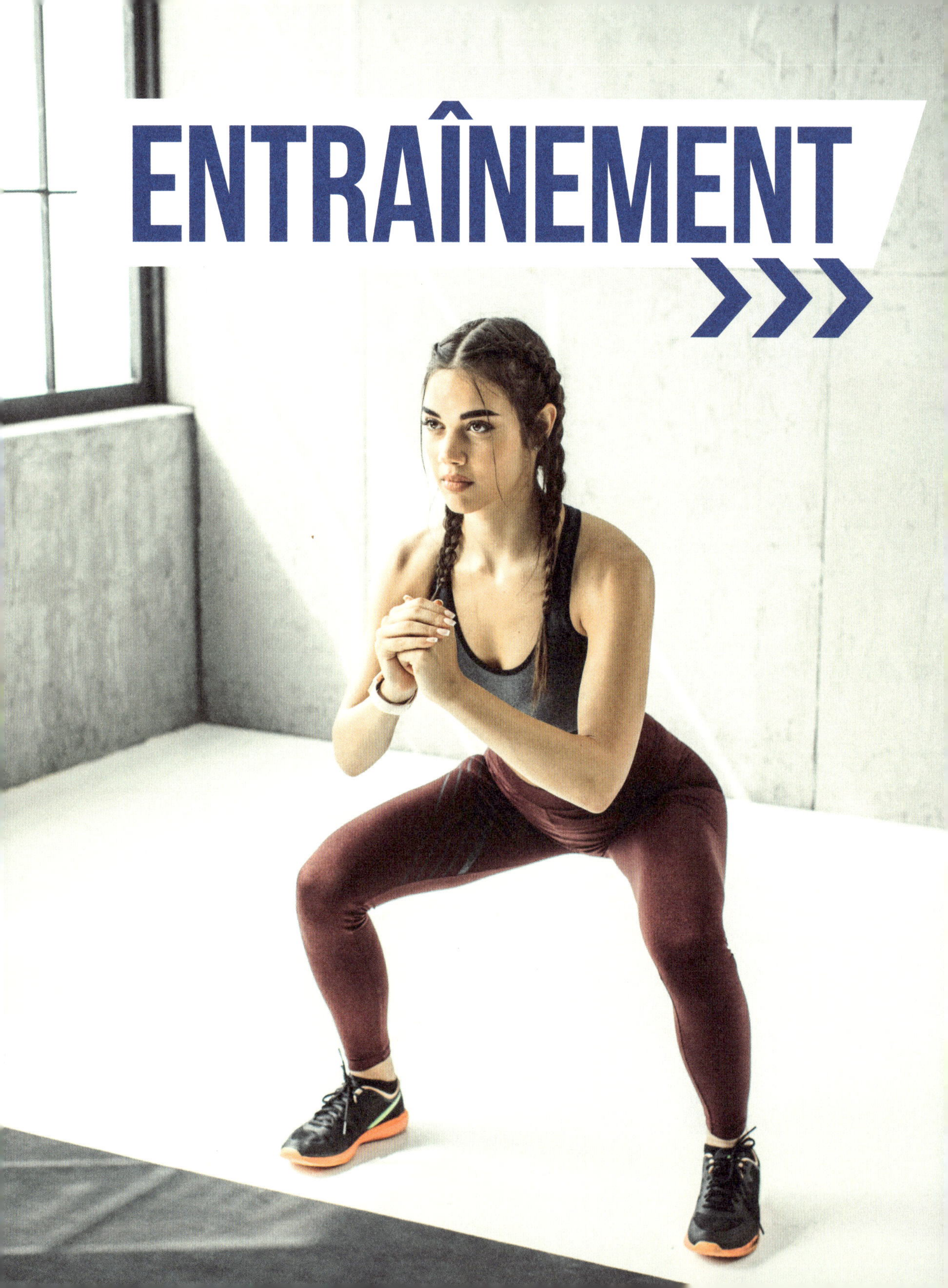

Il est loin le temps du sport à l'école, des activités imposées qui ont laissé un souvenir amer de l'effort physique. FizzUp travaille depuis 10 ans à rechercher et à identifier les meilleurs procédés pour conjuguer plaisir et effort, efficacité et motivation. Voici les clés pour établir votre programme d'entraînement.

LA MÉTHODE FIZZUP

FizzUp a réussi à faire progresser des millions de personnes sur des formats d'entraînement courts et motivants qui ne prennent que 80 minutes par semaine, à raison de 2 ou 3 entraînements hebdomadaires. La recette est simple : FizzUp teste en continu énormément de combinaisons d'exercices et de protocoles d'entraînement pour mesurer la progression des qualités physiques et la rétention (c'est-à-dire la mesure de leur motivation et de leur assiduité dans le temps) des utilisateurs.

FizzUp analyse si les utilisateurs réalisent bien leurs entraînements. Les causes de leur arrêt ou de leur perte de motivation sont principalement liées à la durée des entraînements, à la composition des exercices et à l'intensité de la séance. 20 à 30 minutes constituent la durée idéale. Le choix des exercices repose sur l'alchimie de la simplicité d'exécution et de la sensation d'efficacité que le mouvement procure.

Le choix des exercices repose sur l'alchimie de la simplicité d'exécution et de la sensation d'efficacité que le mouvement procure.

FizzUp a identifié une liste d'exercices plébiscités par les femmes, ainsi que des formats d'entraînement particulièrement appréciés. Pour parfaitement adapter l'intensité de l'effort au potentiel sportif de chacun, FizzUp évalue les aptitudes physiques via un test sportif. Grâce à des millions de tests réalisés, FizzUp a élaboré un référentiel qui permet de proposer une réponse adaptée à chaque personne.

La progression va cibler l'amélioration des qualités physiques suivantes :
endurance cardiovasculaire/respiratoire , endurance musculaire, force, souplesse, puissance, vitesse, coordination, agilité, équilibre, précision.

LES BIENFAITS DE L'ENTRAÎNEMENT

Votre corps est fait pour bouger. Même si l'effort physique peut vous paraître difficile au début, dites-vous que c'est avant tout une perception mentale. L'esprit s'habitue à la sédentarité et notre corps adopte la même posture. Se remettre en mouvement va enclencher une modification psychologique de votre perception de l'effort physique. Comme toutes nouvelles habitudes, le plus difficile, c'est de se lancer ! Heureusement, grâce à FizzUp la frontière pour se mettre en mouvement est simple à franchir. Bouger à votre rythme, selon vos envies, directement à la maison et sans matériel : voilà ce que FizzUp vous propose.

Processus chimique

Une activité physique, même légère et peu intense, va provoquer des réactions hormonales à la chaîne, particulièrement bénéfiques. Plusieurs hormones sont en effet produites pendant un effort physique :

- L'endorphine est un peptide agissant comme un neurotransmetteur, produit par le corps, agissant sur les récepteurs opiacés. Elle diminue la douleur, réduit l'appétit, la fréquence respiratoire et le stress. Elle peut également provoquer une sensation de relaxation, d'euphorie et même de plaisir immédiat.
- La sérotonine est un messager chimique du système nerveux central intervenant dans le sommeil, l'humeur et la dépression. C'est un antidépresseur naturel qui vous permettra de combattre les idées noires.
- La dopamine est un neurotransmetteur qui permet la communication au sein du système nerveux et qui influence directement le comportement. C'est un booster psychologique naturel qui stimule également les comportements de recherche de plaisir.
- L'adrénaline est un neurotransmetteur du système nerveux central sécrété en réponse à un état de stress ou en vue d'une activité physique. Elle entraîne une accélération du rythme cardiaque, une hausse de la pression artérielle, une dilatation des bronches ainsi que des pupilles, ce qui provoque une sensation d'excitation et de forme intense.

Le pic de sécrétion hormonale lié à l'activité physique atteint son apogée dans les 20 minutes suivant le début de l'activité et baisse progressivement après l'effort physique. Ce qui veut dire que même un effort très court provoquera une réaction hormonale. Bien évidemment, plus l'effort sera intense et long, plus la sécrétion hormonale sera importante. Mais comme sa production est rapide, dites-vous que vous en profiterez dès que vous bougerez !

Votre corps brûle des calories pendant l'effort et sécrète des hormones bénéfiques pour votre bien-être, mais ce n'est pas tout ! Votre corps continue à brûler des calories même après la

Pour accroître encore votre motivation, dites-vous que le sport est un « médicament naturel » très efficace, abordable et très accessible. C'est un outil de prévention santé de bon nombre de pathologies, même graves. Une activité physique régulière réduit le risque d'hypertension, de coronaropathie, d'accident vasculaire cérébral, de diabète, de cancer du sein et du côlon, de dépression et de chute. L'activité physique va également améliorer l'état des os et la santé fonctionnelle.

Évolution de l'activité du métabolisme dans le temps

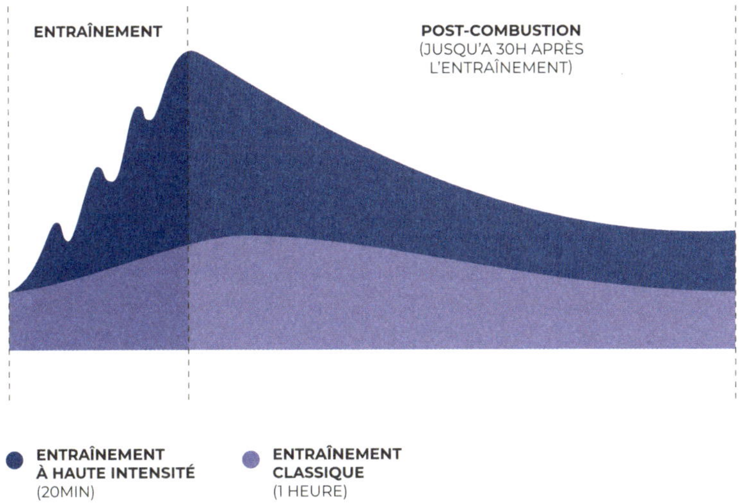

Évolution de la production des hormones en fonction du temps d'entraînement

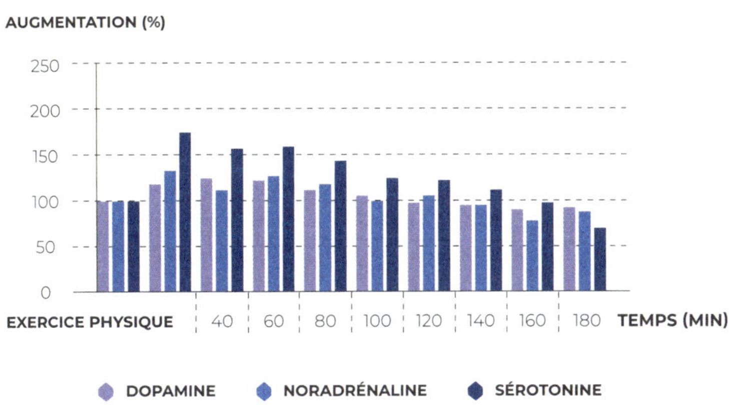

fin de vos entraînements. Afin de revenir à son niveau de base, notre organisme a besoin de se refroidir et, pour cela, de plus d'oxygène, ce qui continue de stimuler notre métabolisme. Ce phénomène est appelé EPOC (*Excess Post Oxygen Consumption*), également connu sous le nom d'*after burn* (« post-combustion »). En augmentant l'intensité de vos séances, même si ces dernières sont courtes, vous augmenterez l'EPOC et ainsi la consommation de calories post-entraînements, jusqu'à plusieurs heures après votre effort.

COMMENT COMMENCER ?

Pour attaquer vos entraînements à la maison, préparez-vous en conséquence :

- Adaptez votre espace sur environ **2 m²**.
- Idéalement, utilisez un **tapis de sol** pour être à l'aise.
- Enfilez une **tenue agréable**, jogging, short, legging, sous-vêtement... il n'y a pas de règle, vous devez simplement vous sentir bien.
- Si vous avez de la poitrine, une **brassière** sera idéale pour vous soulager sur les mouvements dynamiques.
- Placez une **bouteille d'eau** à portée de main, afin de vous hydrater régulièrement pendant votre séance. Boire 1 litre d'eau pour un entraînement de 20 à 30 minutes est un bon ratio.
- Une **serviette** sera également utile si vous transpirez rapidement.

Pendant votre entraînement, concentrez-vous sur vos sensations pour mettre en symbiose corps et esprit. Vous devez ressentir tous vos muscles qui travaillent, votre souffle et les points de contact avec le sol. Ce postulat mental est primordial. Votre corps dispose de tous les instruments de mesure pour correctement contrôler vos efforts. Avec cette acuité sensorielle, vous êtes autonome dans la gestion de votre énergie pour ajuster vos entraînements, cibler ou décharger une zone du corps. Vous serez en mesure d'anticiper vos moments de fatigue mais aussi de profiter de vos élans de forme. L'écoute de votre corps permet de visualiser facilement vos limites et vos réelles capacités physiques.

Votre corps dispose de tous les instruments de mesure pour correctement contrôler vos efforts.

Chacun son rythme

Bien souvent, les femmes, à la différence des hommes, sous-estiment leurs réelles capacités. C'est pourquoi vous devez vous encourager. N'abandonnez pas, car vous en êtes capable : le résultat en vaut vraiment la peine.

Pour maximiser vos résultats, soignez l'exécution de vos mouvements. Privilégiez toujours le bien au plus ou au mieux. Une répétition bien exécutée vaut bien plus que plusieurs répétitions mal exécutées. Ménagez-vous des phases de repos, car c'est pendant ces moments que votre corps récupère et construit vos progrès. Un jour de repos minimum entre chaque entraînement, avec des bonnes nuits de sommeil récupérateur. Soignez votre alimentation car cela serait dommage de minimiser les résultats en n'apportant pas les nutriments essentiels à votre organisme. Et gardez en tête que hormis une contre-indication médicale, votre corps est fait pour bouger. Que vous soyez fatiguée, courbaturée, ou même convalescente, une activité physique adaptée est l'outil qu'il vous faut pour vous sentir bien et atteindre vos objectifs bien-être !

CONSTRUCTION DU PROGRAMME

Par cycle

Votre programme FizzUp est composé de 2 cycles de 3 semaines, à raison de 3 entraînements hebdomadaires.

Le premier cycle (semaines 1, 2, 3) permet de vous remettre en forme. Il s'appuie sur des exercices de base qui font travailler l'ensemble du corps : une mise en jambes simple et efficace. Chaque entraînement dure environ 15 minutes.

Le second cycle (semaines 4, 5, 6) travaille plus en profondeur et est légèrement plus intense. Il est construit sur 3 niveaux de difficulté, afin de s'adapter au mieux à votre condition physique du moment. Vous pouvez choisir le niveau le plus adéquat de la manière suivante :

1. **Facile** : vous n'avez jamais ou très peu fait de sport, et vous êtes actuellement inactive.
2. **Intermédiaire** : vous avez fait un peu de sport sur la dernière année, ou de manière occasionnelle récemment, mais globalement vous êtes actuellement plutôt inactive.
3. **Avancé** : vous faites déjà du sport régulièrement et vous êtes actuellement active.

Si vos entraînements sont trop faciles, vous pouvez passer au niveau supérieur (intermédiaire ou avancé). Si vous êtes déjà au niveau avancé, vous pouvez ajouter un tour à chaque entraînement. Par exemple, si vous devez faire 2 tours de 3 exercices consécutifs (ce qui revient à faire 2 fois les exercices d'affilée), vous passerez à 3 tours et réaliserez ainsi 3 fois les exercices d'affilée. Les entraînements du second cycle durent environ 20 minutes par séance.

Par semaine

Chaque semaine, vous retrouverez 3 séances thématiques :

- **Bas du corps** : travail des fessiers, cuisses et intérieur des jambes pour un bas du corps tonique et galbé.
- **Haut du corps** : focus sur les abdominaux et les muscles profonds du haut du corps, ainsi qu'une tonification des bras.
- **Full Body** : cardio HIIT (*High Intensity Interval Training*) composé de 6 exercices à composantes pour brûler un maximum de graisses en un minimum de temps.

L'ensemble des entraînements est conçu pour travailler votre silhouette de façon harmonieuse, en brûlant des calories et en sculptant vos courbes, tout en respectant vos capacités physiques.

« Pour maximiser vos résultats, soignez l'exécution de vos mouvements. »

PLANNING D'ENTRAÎNEMENT

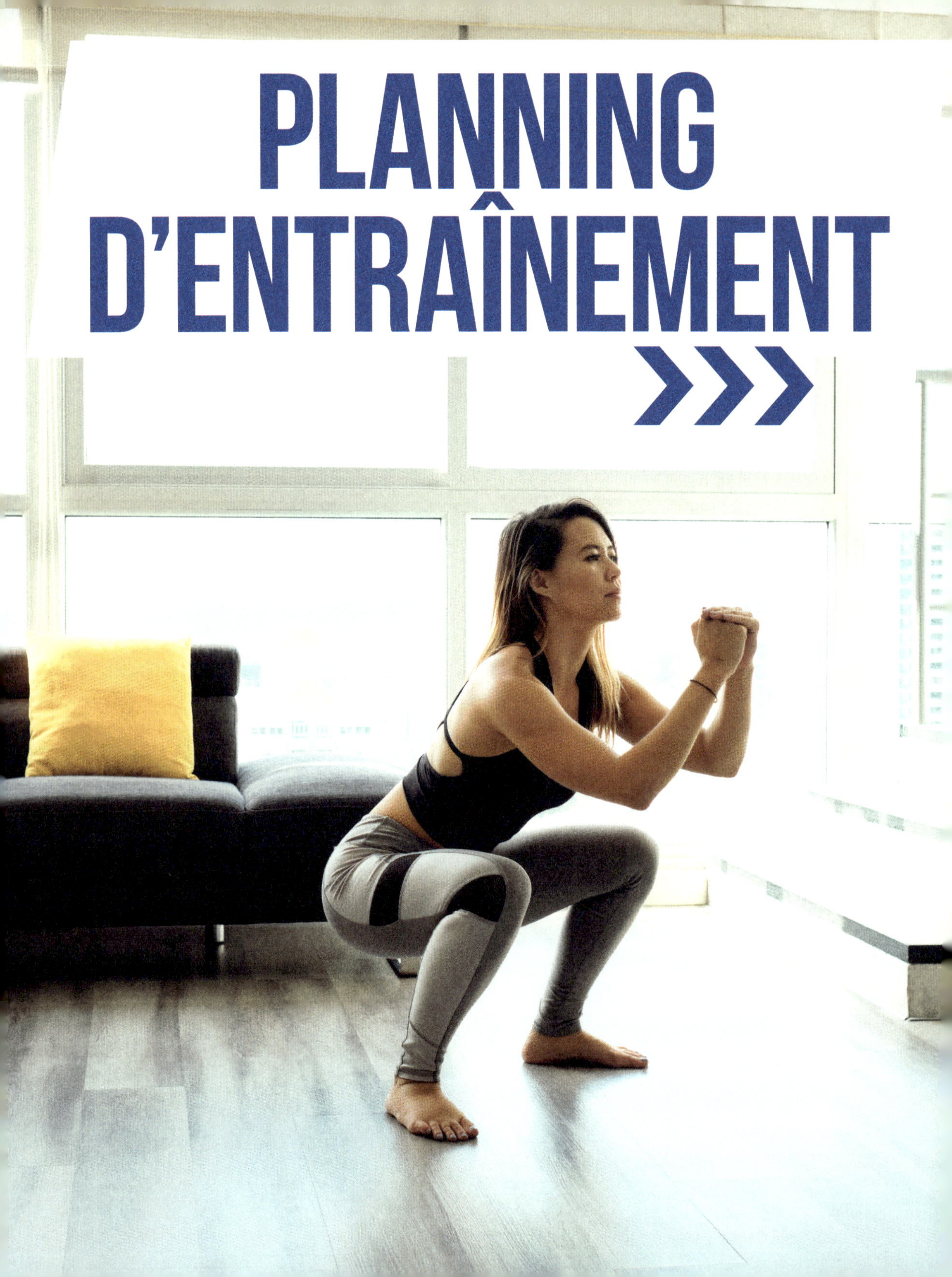

Maintenant que vous connaissez la théorie, passons à la pratique ! Faire du sport c'est bien, à son niveau c'est mieux, et avec des exercices sympas, c'est plus motivant. Ça tombe bien, c'est justement la spécialité de FizzUp : faire du sport plaisir adapté au niveau de chacun.

Votre planning d'entraînement vous guide sur 6 semaines d'entraînement, à raison de 3 entraînements hebdomadaires, répartis sur 2 cycles de progression. Durant chaque séance, vous débutez avec un échauffement qui prépare votre corps à l'effort. Ensuite, le cœur de l'entraînement est composé d'un circuit mixant 6 à 8 exercices. Un circuit est un enchaînement d'exercices les uns après les autres. Les circuits travaillent votre cardio afin de brûler des graisses, renforcent vos muscles pour tonifier votre corps et sculpter vos courbes. Pour chaque exercice, réalisez la consigne indiquée :

- **un temps d'effort** : réalisez l'exercice pendant la durée indiquée ;
- **un nombre de répétitions** : réalisez le mouvement autant de fois que le nombre de répétitions indiqué.

Trois niveaux de difficulté sont indiqués, ils vous permettent d'adapter la difficulté de la séance à votre niveau sportif :

- **vert** (facile) : si vous ne faites pas de sport ;
- **orange** (intermédiaire) : si vous faites du sport occasionnellement ;
- **rouge** (avancé) : si vous faites déjà du sport.

N'hésitez pas à changer de niveau de difficulté en fonction de vos sensations, l'important est de trouver le niveau sur lequel vous vous sentez le plus à l'aise.

Vos entraînements se terminent par une séance de stretching, dont l'objectif est de vous offrir un retour au calme pour relâcher les tensions articulaires et musculaires, et de vous procurer un maximum de bien-être avec un sentiment d'accomplissement.

Définissez les jours de la semaine où vous allez réaliser vos séances. Les jours plébiscités où la motivation est au top sont les lundis, mercredis et vendredis. L'horaire idéal est juste avant le dîner, entre 18 heures et 19 h 30 : c'est sur cette plage horaire que plus de 65 % des femmes réalisent leurs entraînements. C'est également l'horaire idéal pour ensuite apporter à son organisme les nutriments nécessaires à la reconstruction musculaire.

Définissez les jours de la semaine où vous allez réaliser vos séances.

>>> CYCLE 1 SEMAINE 01

JOUR 1 BAS DU CORPS

Échauffement

Enchaîner 20 secondes par exercice.

1

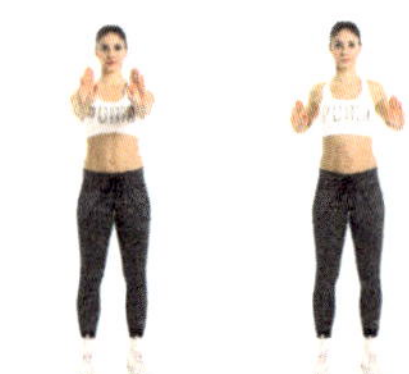

Pompe dans le vide (p. 81)

2

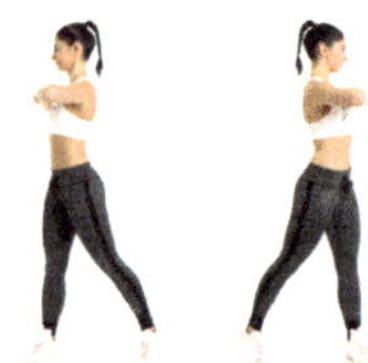

Rotation du buste (p. 82)

3

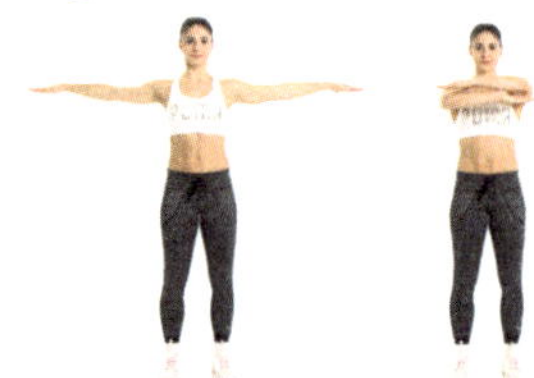

Croisement des bras (p. 79)

4

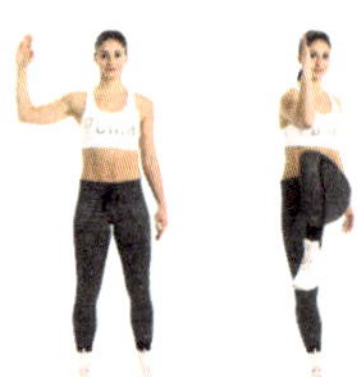

Coude-genou (p. 79)

5

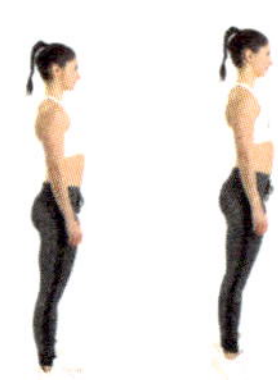

Pointes de pied (p. 80)

6

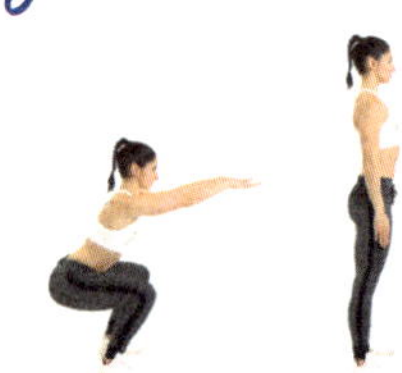

Air squat (p. 84)

Circuit 2 tours

Effectuer le nombre de répétitions indiqué et prendre 15 secondes de repos entre chaque exercice.

1

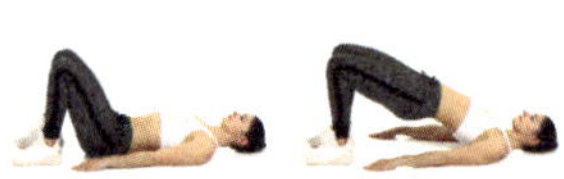

14 x	20 x	30 x

Relevé de bassin (p. 92)

2

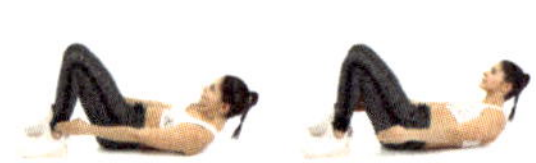

6 x	9 x	15 x

Crunch oblique couché* (p. 85)

3

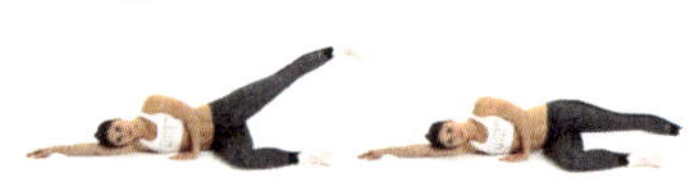

12 x	18 x	24 x

Levé de jambe latéral allongé côté gauche (p. 89)

4

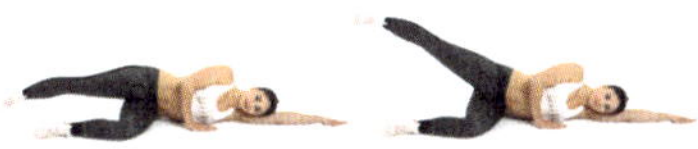

12 x | 18 x | 24 x

Levé de jambe latéral allongé côté droit (p. 89)

5

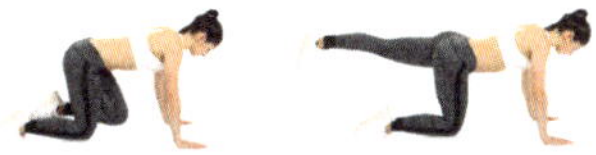

12 x | 18 x | 24 x

Relevé de jambe arrière côté gauche (p. 93)

6

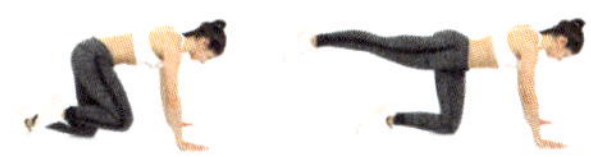

12 x | 18 x | 24 x

Relevé de jambe arrière côté droit (p. 93)

7

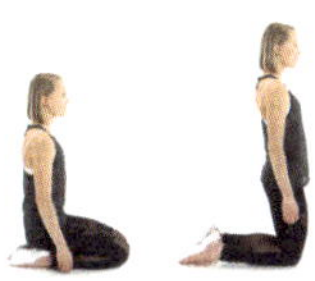

6 x | 12 x | 18 x

Montée du bassin (p. 90)

8

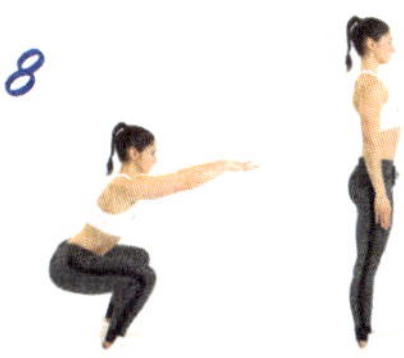

12 x | 18 x | 24 x

Air squat (p. 84)

Stretching

Tenir 20 secondes par exercice.

1

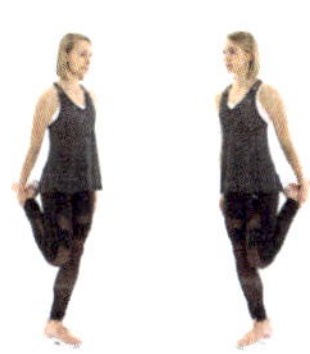

Étirement de la cuisse (p. 100)

2

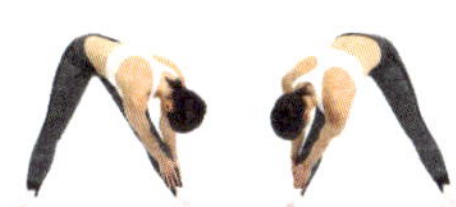

Souplesse du buste (p. 103)

3

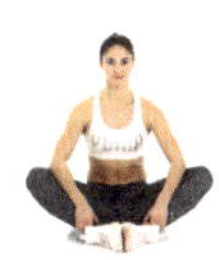

Étirement adducteurs assis jambes pliées (p. 99)

4

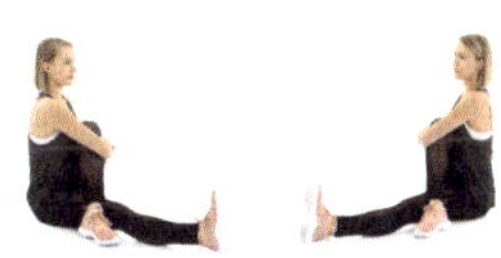

Étirements fessiers assis (p. 101)

** 1 répétition = le côté gauche + le côté droit*

Légende : NIVEAU DÉBUTANT NIVEAU MOYEN NIVEAU AVANCÉ

>>> CYCLE 1 SEMAINE 01

JOUR 2 HAUT DU CORPS

Échauffement

Enchaîner 20 secondes par exercice.

1

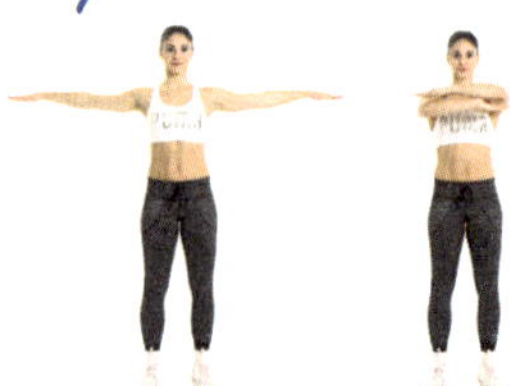

Croisement des bras (p. 79)

2

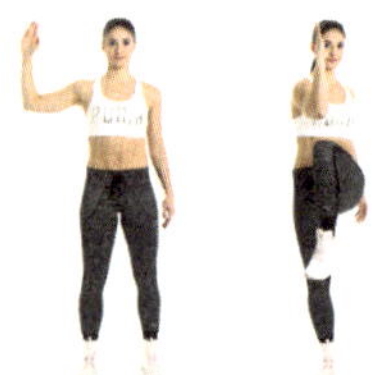

Coude-genou (p. 79)

3

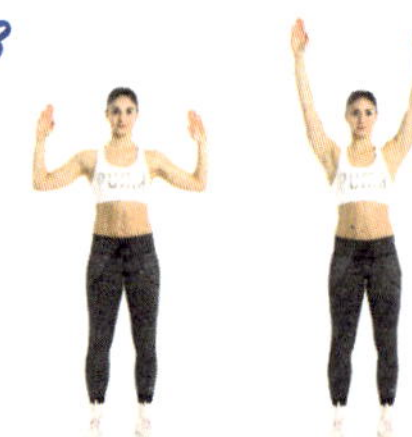

Bras en l'air (p. 78)

4

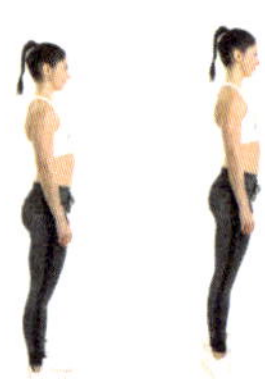

Pointes de pied (p. 80)

5

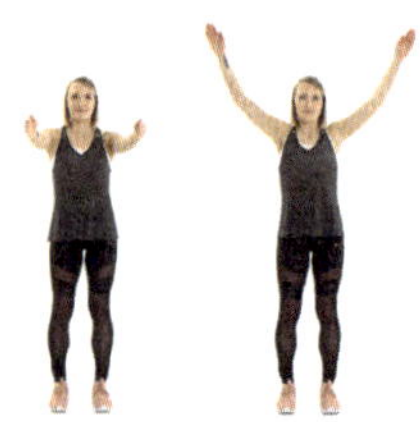

Rotation des bras (p. 81)

6

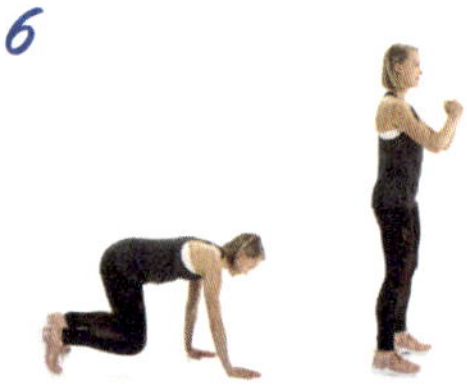

Squat vers planche (p. 95)

Circuit 2 tours

Effectuer le nombre de répétitions indiqué et prendre 15 secondes de repos entre chaque exercice.

1

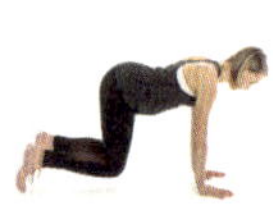

25 sec	45 sec	50 sec

Gainage 4 pattes (p. 86)

2

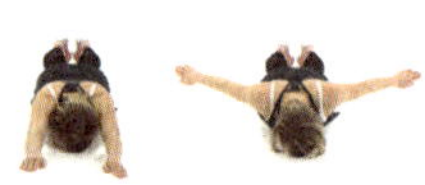

10 x	12 x	18 x

Mouvement d'Arlaud (p. 90)

3

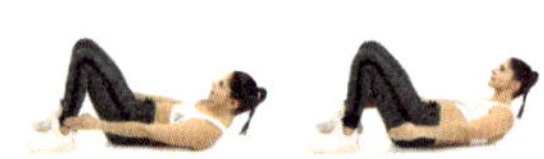

6 x	9 x	15 x

Crunch oblique couché* (p. 85)

4

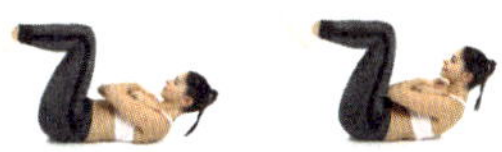

9 x	14 x	18 x

Crunch jambes à l'équerre (p. 85)

5

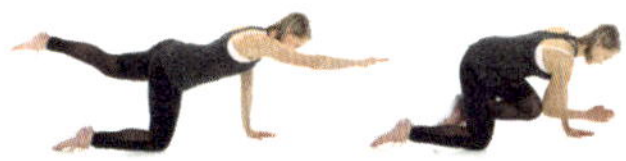

8 x	10 x	14 x

Bird dog dynamique côté gauche (p. 84)

6

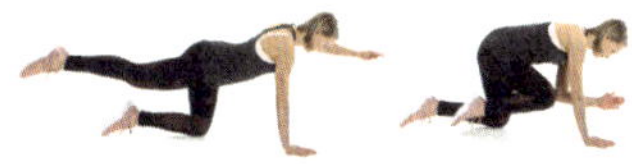

8 x	10 x	14 x

Bird dog dynamique côté droit (p. 84)

7

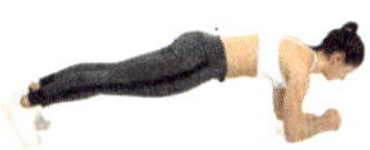

15 sec	25 sec	45 sec

Gainage planche sur avant-bras (p. 88)

Stretching

Tenir 20 secondes par exercice.

1

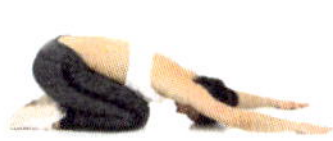

Étirement haut du dos (p. 102)

2

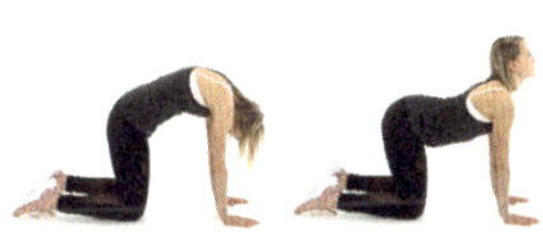

Chat chameau (p. 98)

3

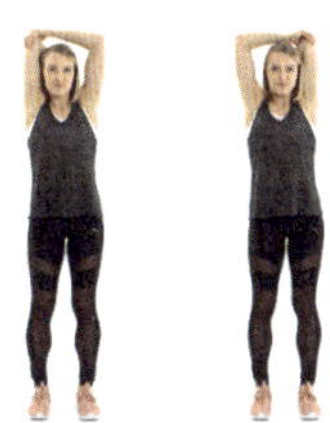

Étirement triceps (p. 102)

4

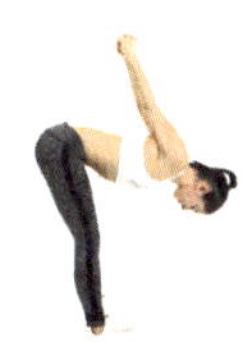

Souplesse des épaules (p. 103)

** 1 répétition = le côté gauche + le côté droit*

Légende : **NIVEAU DÉBUTANT** **NIVEAU MOYEN** **NIVEAU AVANCÉ**

>>> CYCLE 1 SEMAINE 01

JOUR 3 FULL BODY

Échauffement

Enchaîner 20 secondes par exercice.

1

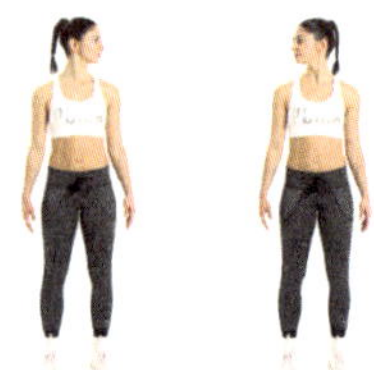

Non-non (p. 80)

2

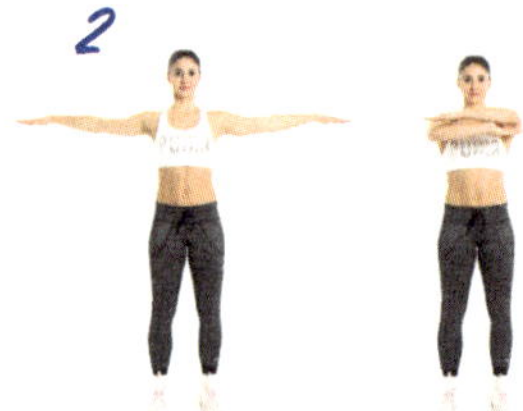

Croisement des bras (p. 79)

3

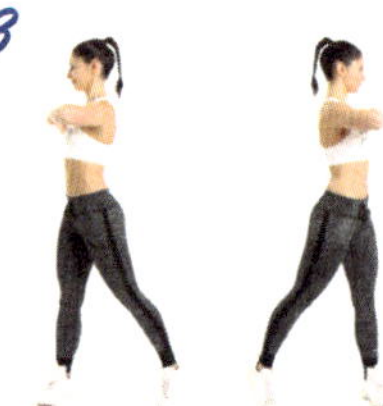

Rotation du buste (p. 82)

4

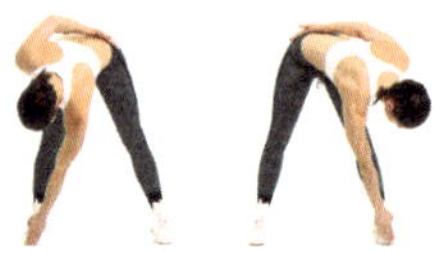

Touché des pieds (p. 83)

5

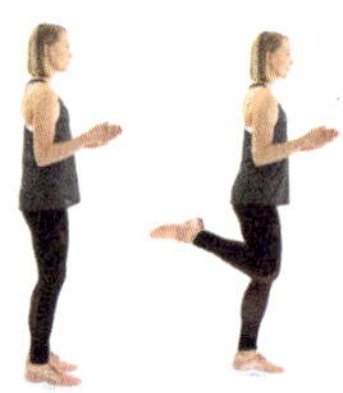

Talons-fesses sans saut (p. 83)

6

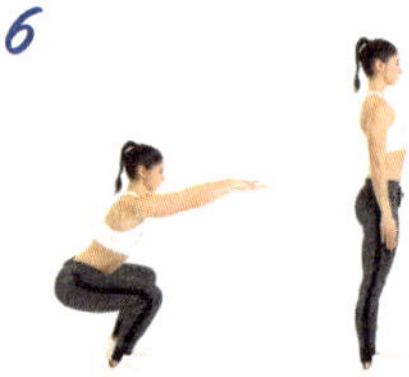

Air squat (p. 84)

Circuit 2 tours

Maintenir la durée indiquée et prendre 15 secondes de repos entre chaque exercice, 10 pour le niveau avancé.

1

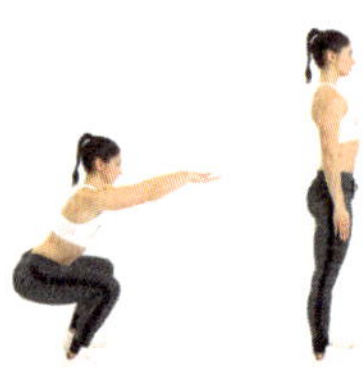

15 sec | 20 sec | 20 sec

Air squat (p. 84)

2

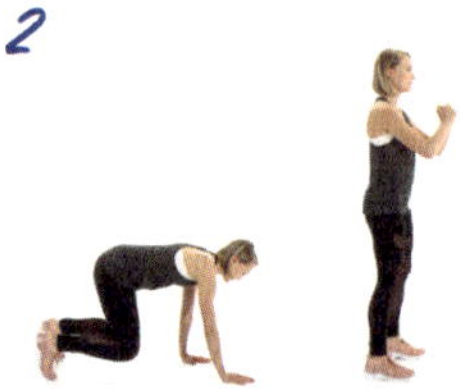

15 sec | 20 sec | 20 sec

Squat vers planche (p. 95)

3

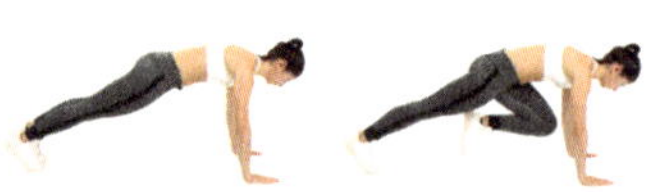

15 sec | 20 sec | 20 sec

Mountain Climber (p. 90)

4

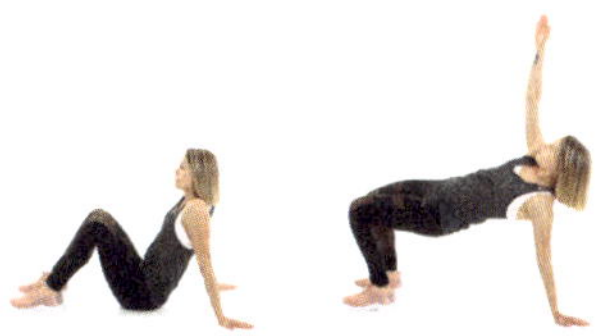

Débutant	Moyen	Avancé
15 sec	20 sec	20 sec

Pont arrière dynamique
(p. 92)

5

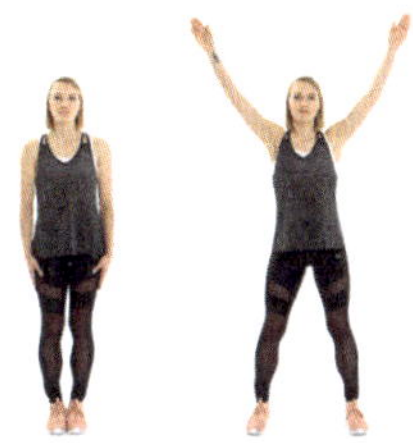

Débutant	Moyen	Avancé
15 sec	20 sec	20 sec

Jumping Jack (p. 89)

6

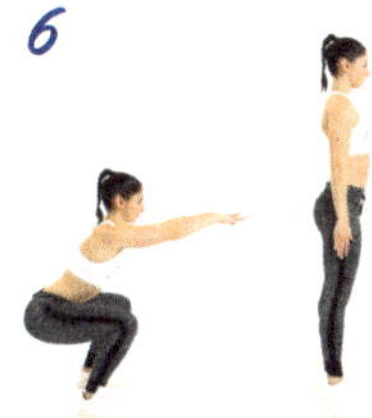

Débutant	Moyen	Avancé
15 sec	20 sec	20 sec

Squat pointes de pied
(p. 94)

Stretching

Tenir 20 secondes par exercice.

1

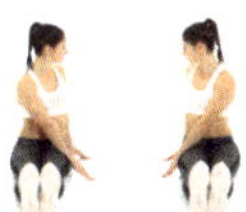

Assouplissement de la
taille (p. 98)

2

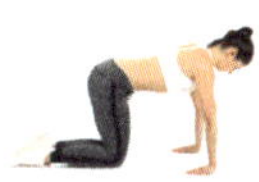

Étirement avant-bras
à genoux (p. 99)

3

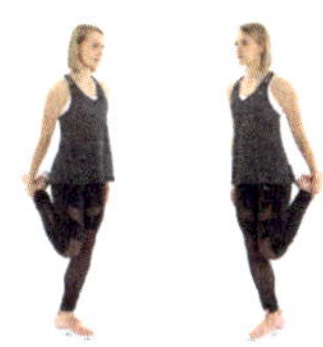

Étirement de la cuisse
(p. 100)

4

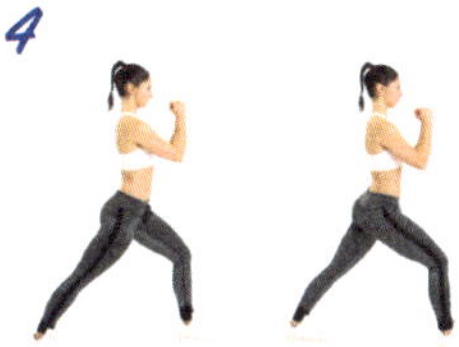

Étirement mollets debout
(p. 102)

Légende : **NIVEAU DÉBUTANT** **NIVEAU MOYEN** **NIVEAU AVANCÉ**

››› CYCLE 1 SEMAINE 02

JOUR 1 BAS DU CORPS

Échauffement

Enchaîner 20 secondes par exercice.

1

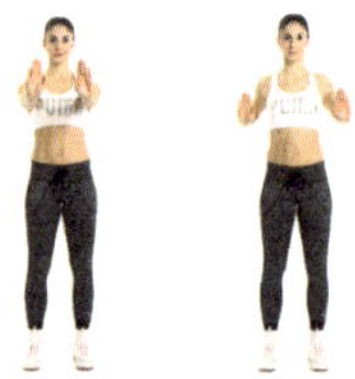

Pompe dans le vide (p. 81)

2

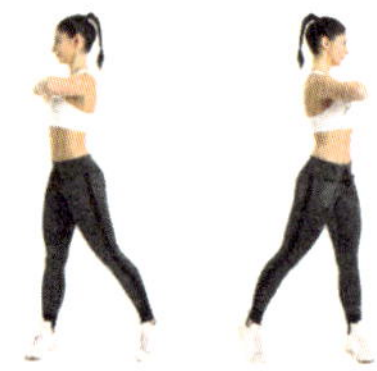

Rotation du buste (p. 82)

3

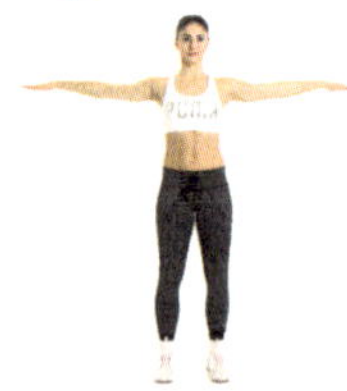

Croisement des bras (p. 79)

4

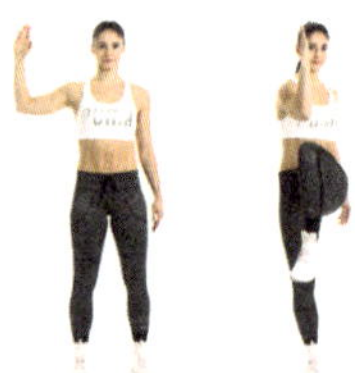

Coude-genoux (p. 79)

5

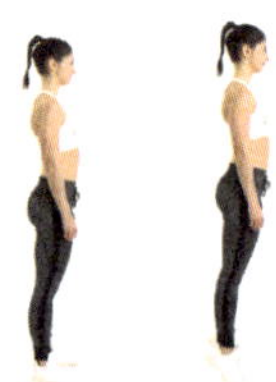

Pointes de pieds (p. 80)

6

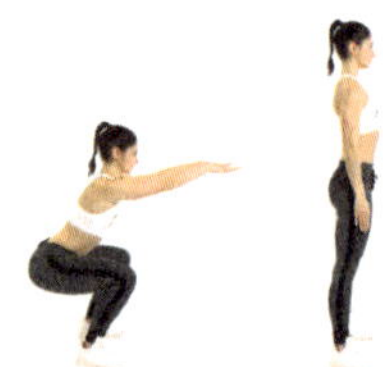

Air squat (p. 84)

Circuit 2 tours

Effectuer le nombre de répétitions indiqué et prendre 15 secondes de repos entre chaque exercice.

1

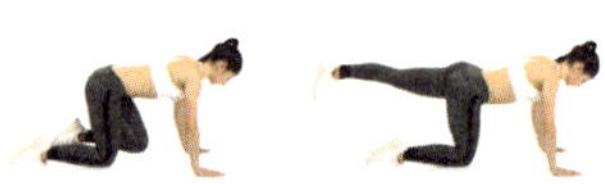

12 x	18 x	24 x

Relevé de jambe arrière côté gauche (p. 93)

2

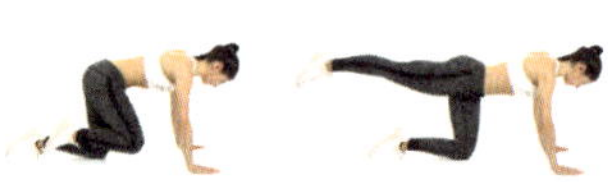

12 x	18 x	24 x

Relevé de jambe arrière côté droit (p. 93)

3

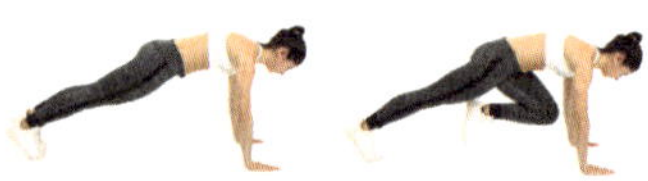

9 x	12 x	18 x

Mountain Climber* (p. 90)

4

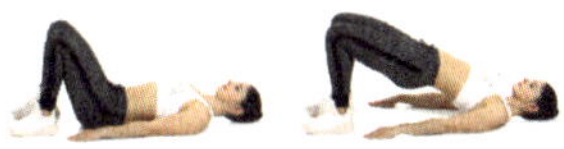

14 x | 20 x | 30 x

Relevé de bassin (p. 92)

5

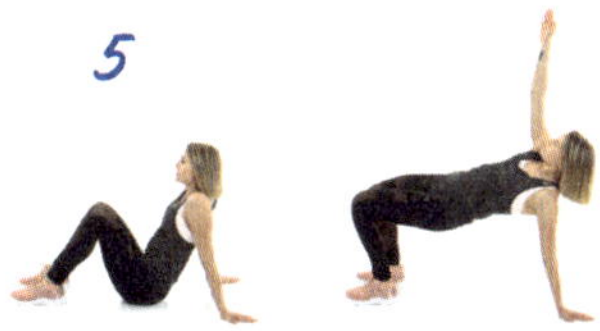

9 x | 15 x | 24 x

Pont arrière dynamique (p. 92)

6

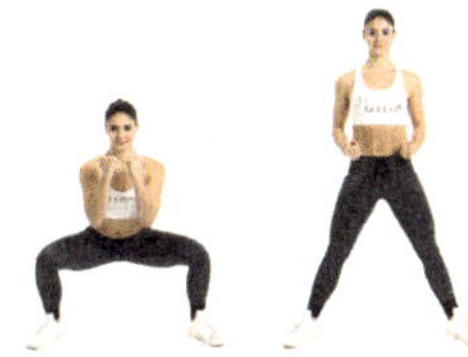

12 x | 18 x | 24 x

Squat sumo (p. 95)

Stretching

Tenir 20 secondes par exercice.

1

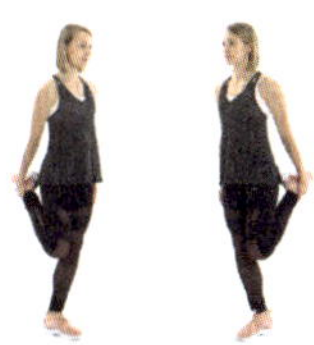

Étirement de la cuisse (p. 100)

2

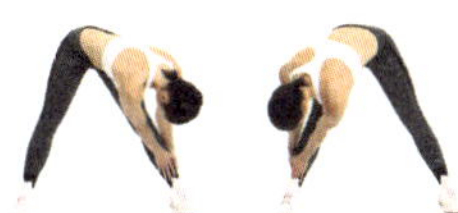

Souplesse du buste (p. 103)

3

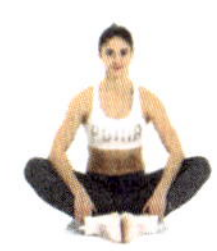

Étirement adducteurs assis jambes pliées (p. 99)

4

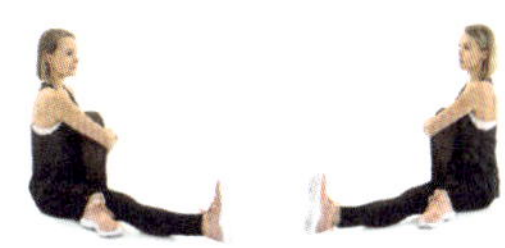

Étirements fessiers assis (p. 101)

** 1 répétition = le côté gauche + le côté droit*

Légende : NIVEAU DÉBUTANT NIVEAU MOYEN NIVEAU AVANCÉ

>>> CYCLE 1 SEMAINE 02

JOUR 2 HAUT DU CORPS

Échauffement

Enchaîner 20 secondes par exercice.

1

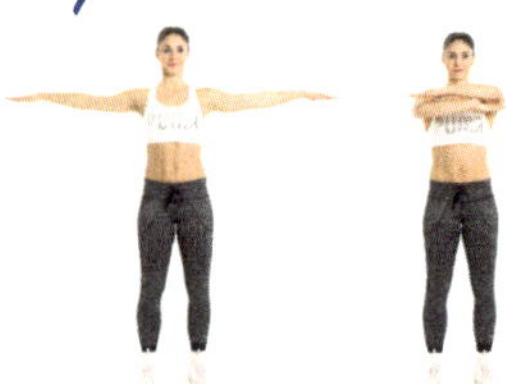

Croisement des bras (p. 79)

2

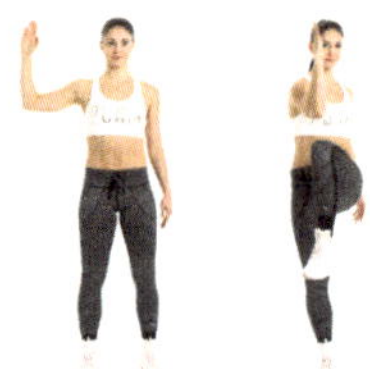

Coude-genou (p. 79)

3

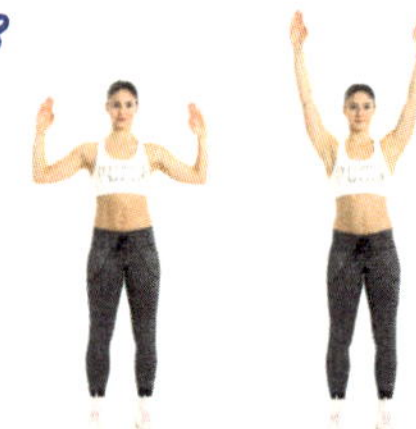

Bras en l'air (p. 78)

4

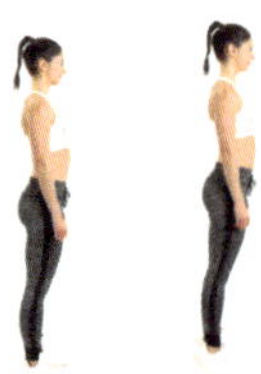

Pointes de pieds (p. 80)

5

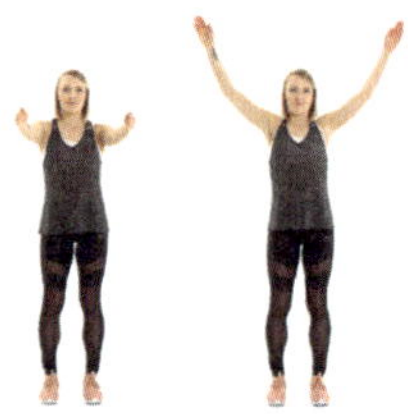

Rotation des bras (p. 81)

6

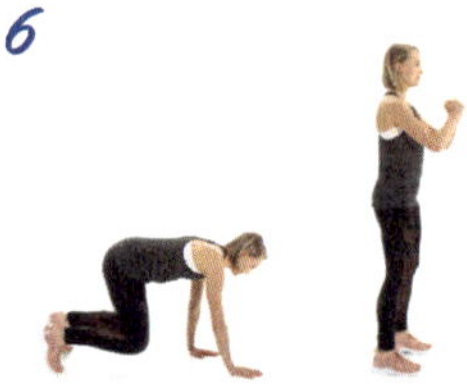

Squat vers planche (p. 95)

Circuit 2 tours

Effectuer le nombre de répétitions indiqué et prendre 15 secondes de repos entre chaque exercice.

1

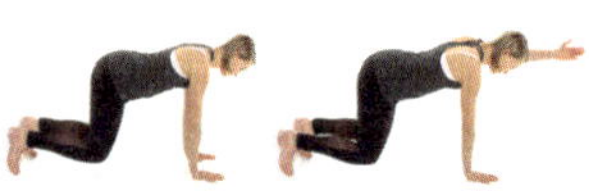

3 x	5 x	10 x

Gainage 4 pattes levé de bras* (p. 87)

2

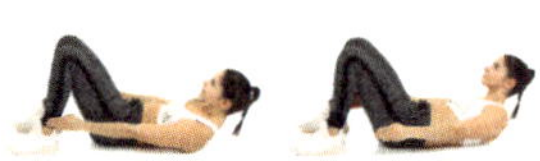

6 x	9 x	15 x

Crunch oblique couché* (p. 85)

3

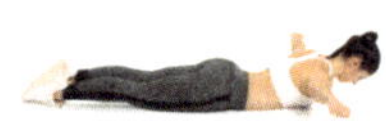

20 sec	30 sec	45 sec

T-raise (p. 97)

4

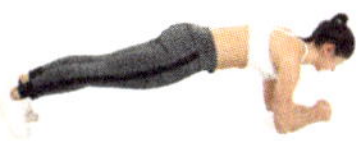

15 sec | 25 sec | 45 sec

Gainage planche
sur avant-bras (p. 88)

5

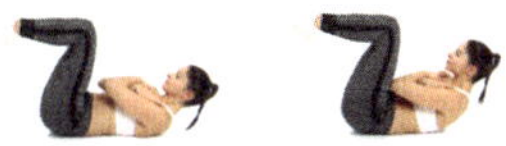

9 x | 14 x | 18 x

Crunch jambes à l'équerre
(p. 85)

6

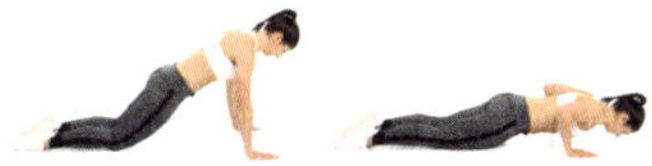

5 x | 7 x | 12 x

Pompe sur les genoux
(p. 91)

Stretching

Tenir 20 secondes par exercice.

1

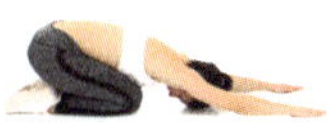

Étirement haut du dos
(p. 102)

2

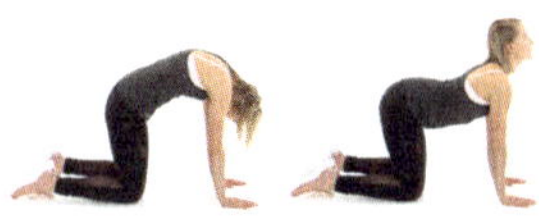

Chat chameau (p. 98)

3

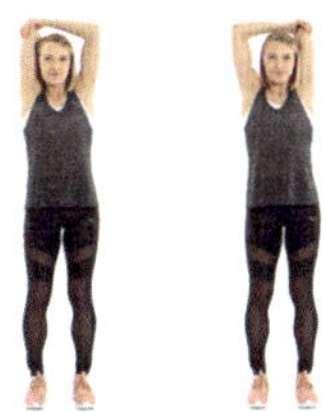

Étirement triceps (p. 102)

4

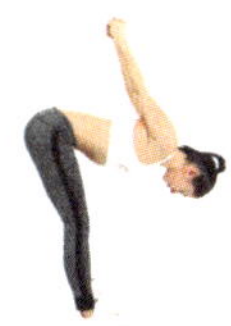

Souplesse des épaules
(p. 103)

** 1 répétition = le côté gauche + le côté droit*

Légende : **NIVEAU DÉBUTANT** **NIVEAU MOYEN** **NIVEAU AVANCÉ**

>>> CYCLE 1 SEMAINE 02

JOUR 3 FULL BODY

Échauffement

Enchaîner 20 secondes par exercice.

1

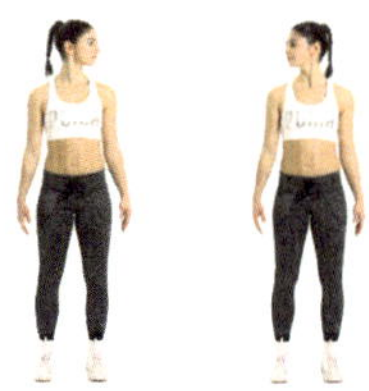

Non-non (p. 80)

2

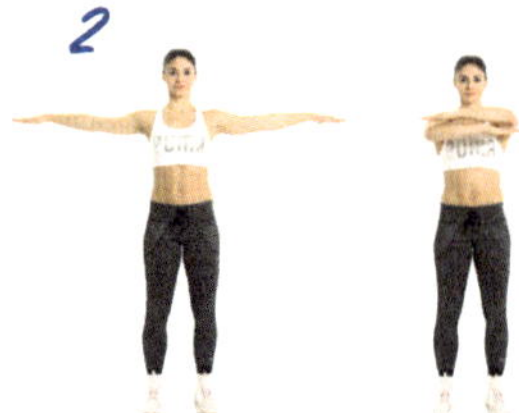

Croisement des bras (p. 79)

3

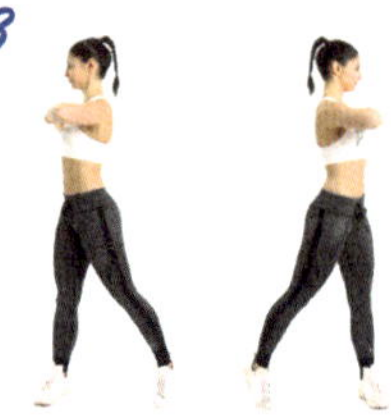

Rotation du buste (p. 82)

4

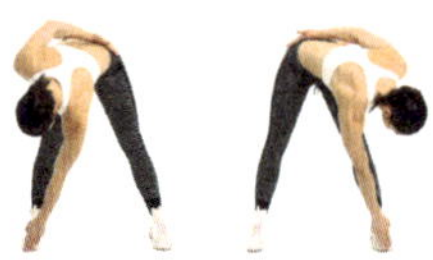

Touché des pieds (p. 83)

5

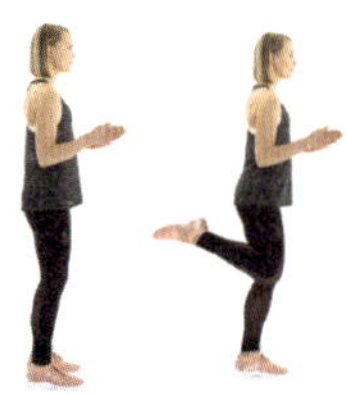

Talons-fesses sans saut (p. 83)

6

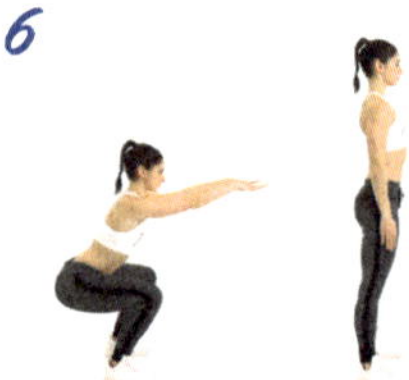

Air squat (p. 84)

Circuit 2 tours

Maintenir la durée indiquée et prendre 15 secondes de repos entre chaque exercice, 10 pour le niveau avancé.

1

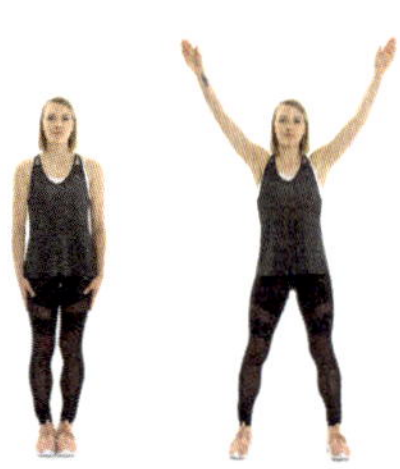

15 sec | 20 sec | 20 sec

Jumping Jack (p. 89)

2

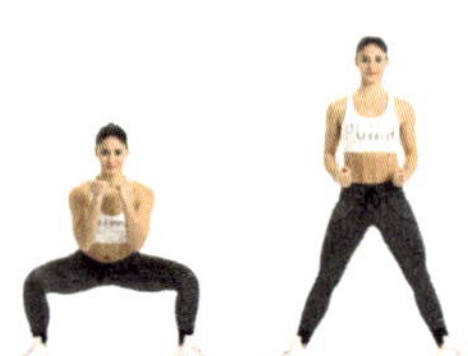

15 sec | 20 sec | 20 sec

Squat sumo (p. 95)

3

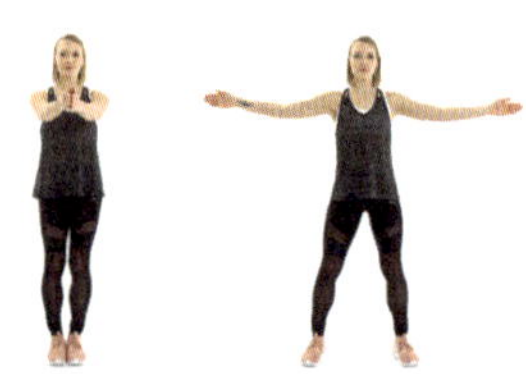

15 sec | 20 sec | 20 sec

Écarté bras en sautant (p. 86)

4

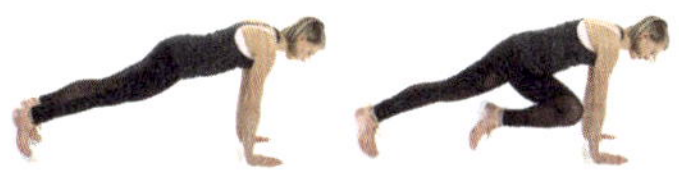

15 sec | 20 sec | 20 sec

X Mountain Climber (p. 97)

5

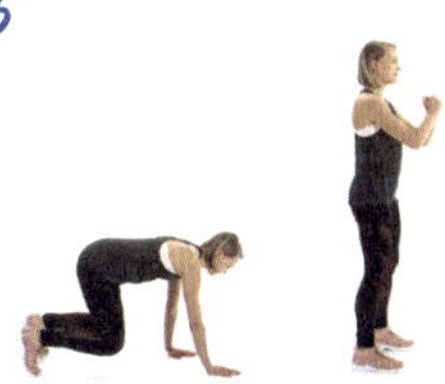

15 sec | 20 sec | 20 sec

Squat vers planche (p. 95)

6

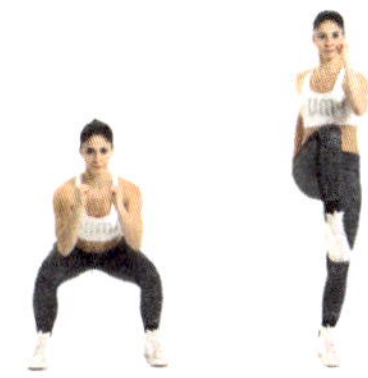

15 sec | 20 sec | 20 sec

Squat avec montée de genoux (p. 95)

Stretching

Tenir 20 secondes par exercice.

1

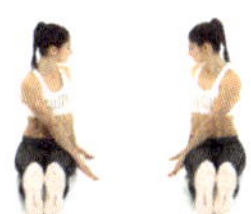

Assouplissement de la taille (p. 98)

2

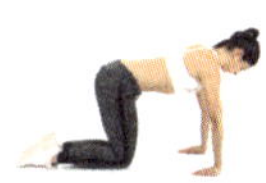

Étirement avant-bras à genoux (p. 99)

3

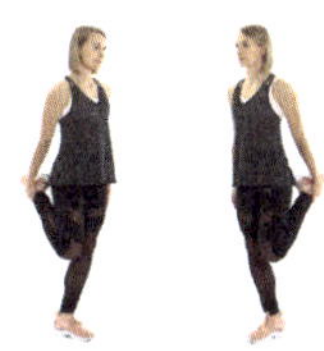

Étirement de la cuisse (p. 100)

4

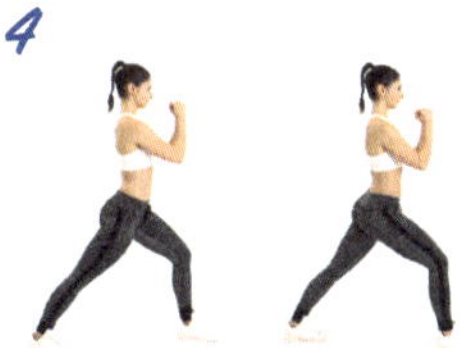

Étirement mollets debout (p. 102)

Légende : **NIVEAU DÉBUTANT** **NIVEAU MOYEN** **NIVEAU AVANCÉ**

>>> CYCLE 1 SEMAINE 03

JOUR 1 BAS DU CORPS

Échauffement

Enchaîner 20 secondes par exercice.

1

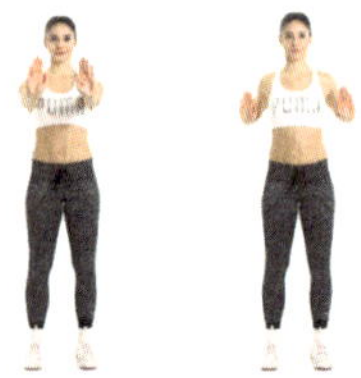

Pompe dans le vide (p. 81)

2

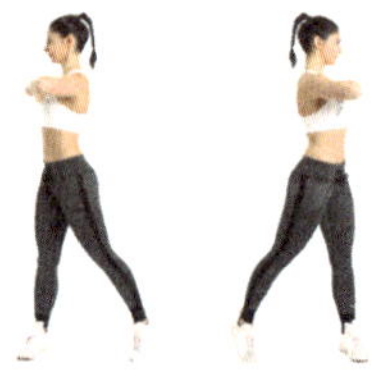

Rotation du buste (p. 82)

3

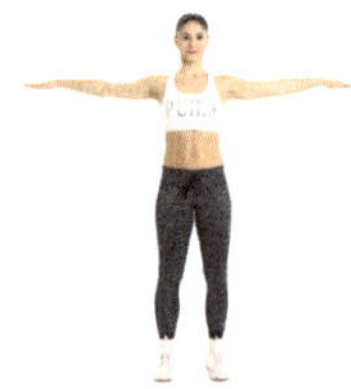

Croisement des bras (p. 79)

4

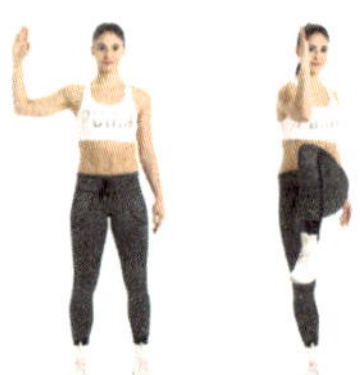

Coude-genoux (p. 79)

5

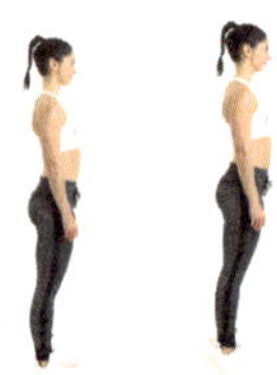

Pointes de pieds (p. 80)

6

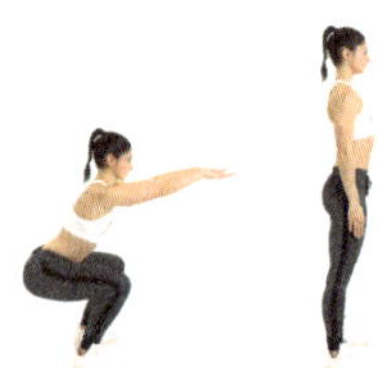

Air squat (p. 84)

Circuit 2 tours

Effectuer le nombre de répétitions indiqué et prendre 15 secondes de repos entre chaque exercice, 10 pour le niveau avancé.

1

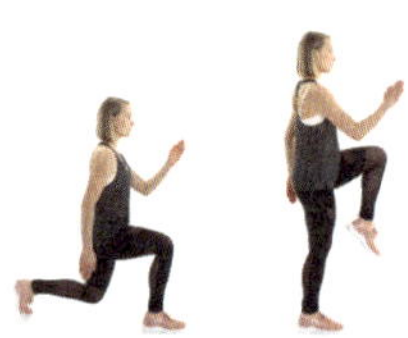

6 x	10 x	15 x

Fente avec montée de genoux* (p. 86)

2

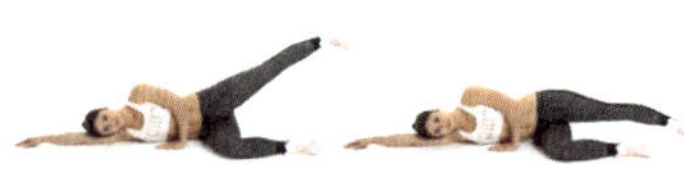

12 x	18 x	24 x

Levé de jambe latéral allongé côté gauche (p. 89)

3

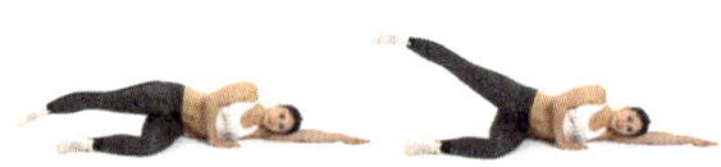

12 x	18 x	24 x

Levé de jambe latéral allongé côté droit (p. 89)

4

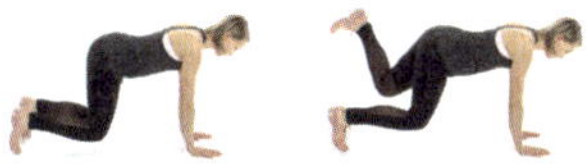

Débutant	Moyen	Avancé
3 x	5 x	10 x

Gainage 4 pattes
levé de jambe* (p. 87)

5

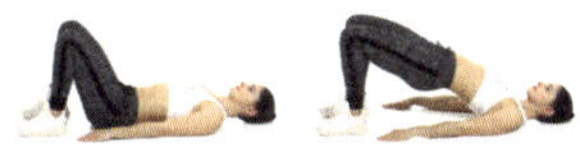

Débutant	Moyen	Avancé
14 x	20 x	30 x

Relevé de bassin (p. 92)

6

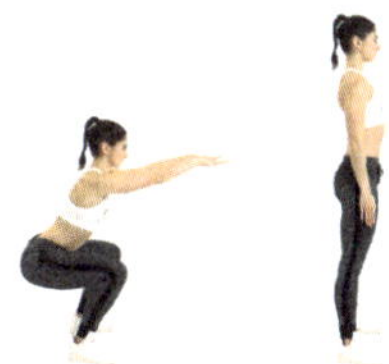

Débutant	Moyen	Avancé
12 x	18 x	24 x

Air squat (p. 84)

7

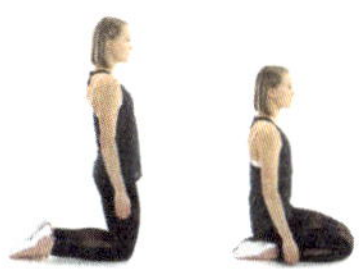

Débutant	Moyen	Avancé
6 x	12 x	18 x

Montée du bassin (p. 90)

Stretching

Tenir 20 secondes par exercice.

1

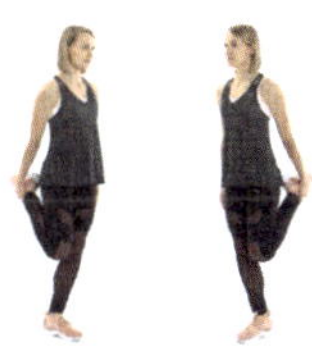

Étirement de la cuisse
(p. 100)

2

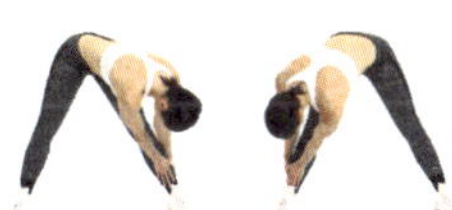

Souplesse du buste
(p. 103)

3

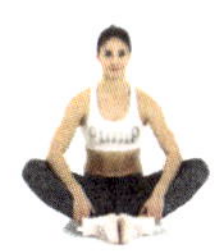

Étirement adducteurs assis
jambes pliées (p. 99)

4

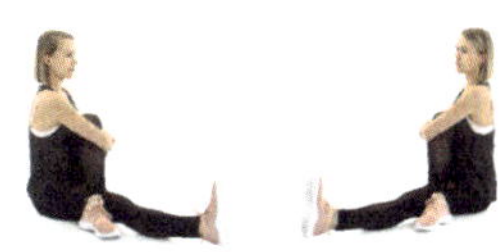

Étirements fessiers assis
(p. 101)

** 1 répétition = le côté gauche + le côté droit*

Légende : **NIVEAU DÉBUTANT** **NIVEAU MOYEN** **NIVEAU AVANCÉ**

>>> CYCLE 1 SEMAINE 03

JOUR 2 HAUT DU CORPS

Échauffement

Enchaîner 20 secondes par exercice.

1

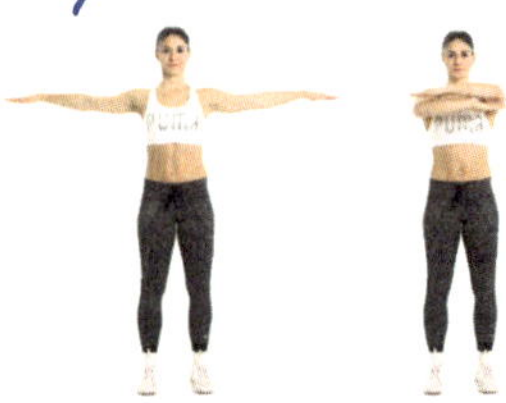

Croisement des bras (p. 79)

2

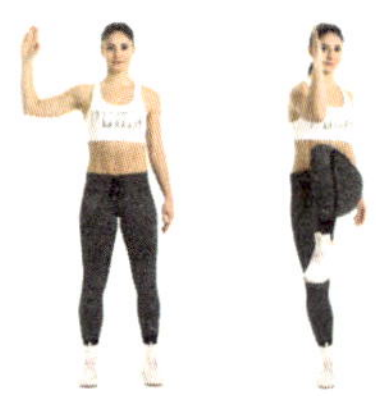

Coude-genou (p. 79)

3

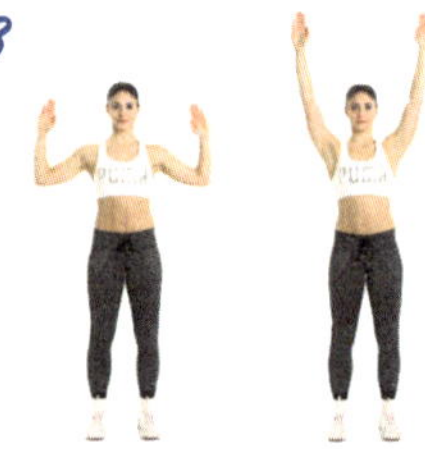

Bras en l'air (p. 78)

4

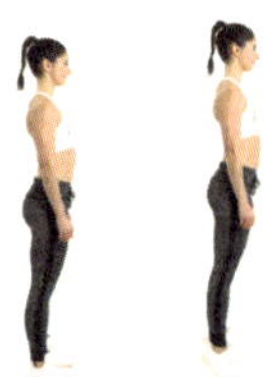

Pointes de pieds (p. 80)

5

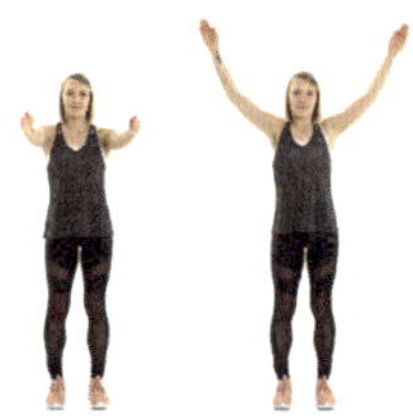

Rotation des bras (p. 81)

6

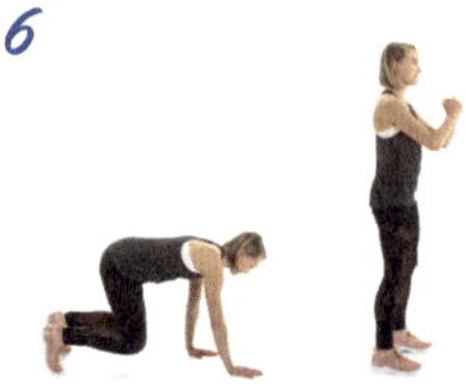

Squat vers planche (p. 95)

Circuit 2 tours

Effectuer le nombre de répétitions indiqué et prendre 15 secondes de repos entre chaque exercice.

1

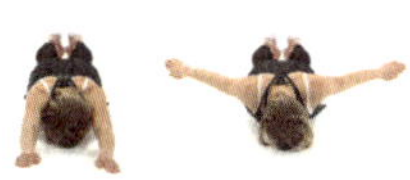

10 x	12 x	18 x

Mouvement d'Arlaud (p. 90)

2

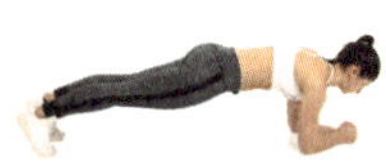

15 sec	25 sec	45 sec

Gainage planche sur avant-bras (p. 88)

3

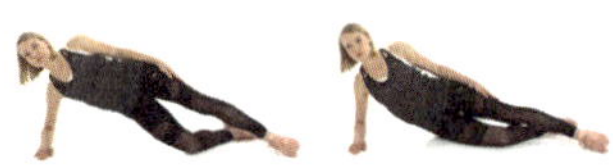

3 x	6 x	9 x

Gainage dynamique des obliques sur genou côté gauche (p. 88)

4

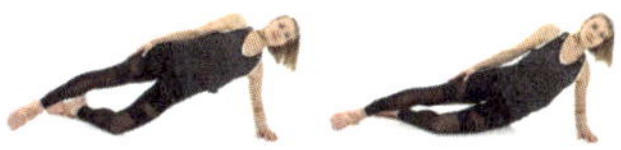

3 x	6 x	9 x

Gainage dynamique
des obliques sur genou
côté droit (p. 88)

5

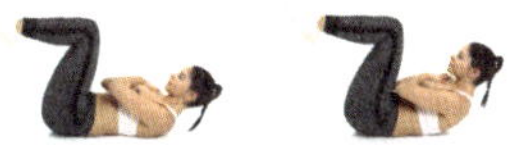

9 x	14 x	18 x

Crunch jambes à l'équerre
(p. 85)

6

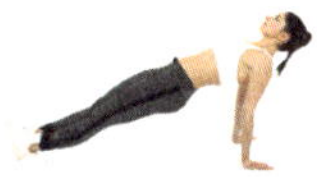

20 sec	30 sec	45 sec

Gainage chaîne postérieure
(p. 87)

Stretching

Tenir 20 secondes par exercice.

1

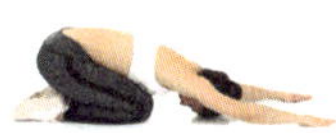

Étirement haut du dos
(p. 102)

2

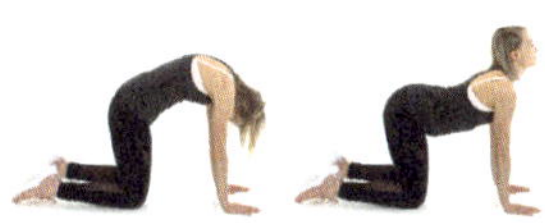

Chat chameau (p. 98)

3

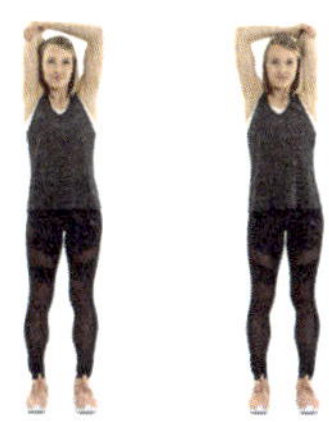

Étirement triceps (p. 102)

4

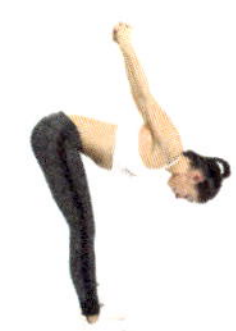

Souplesse des épaules
(p. 103)

Légende : **NIVEAU DÉBUTANT** **NIVEAU MOYEN** **NIVEAU AVANCÉ**

>>> CYCLE 1 SEMAINE 03

JOUR 3 FULL BODY

Échauffement

Enchaîner 20 secondes par exercice.

1

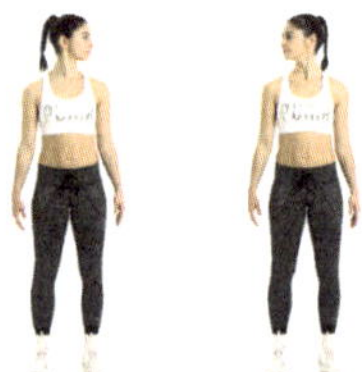

Non-non (p. 80)

2

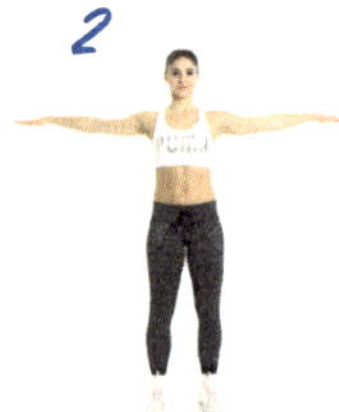

Croisement des bras (p. 79)

3

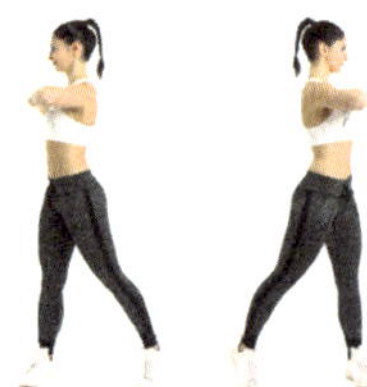

Rotation du buste (p. 82)

4

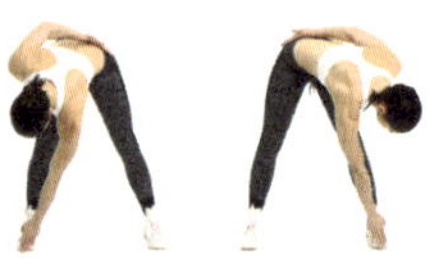

Touché des pieds (p. 83)

5

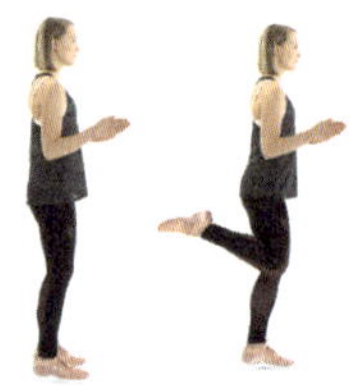

Talons-fesses sans saut (p. 83)

6

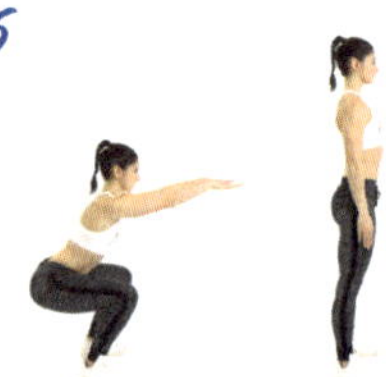

Air squat (p. 84)

Circuit 2 tours

Maintenir la durée indiquée et prendre 15 secondes de repos entre chaque exercice, 10 pour le niveau avancé.

1

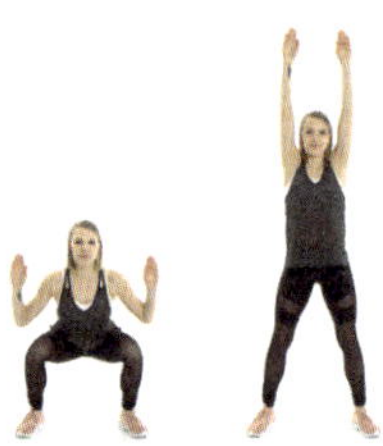

15 sec	20 sec	20 sec

Total body extension (p. 97)

2

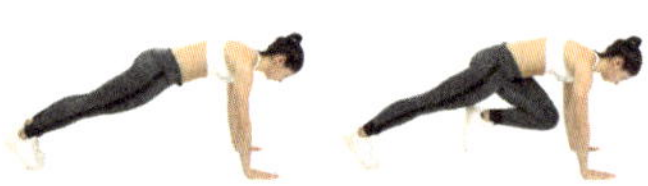

15 sec	20 sec	20 sec

Mountain Climber (p. 90)

3

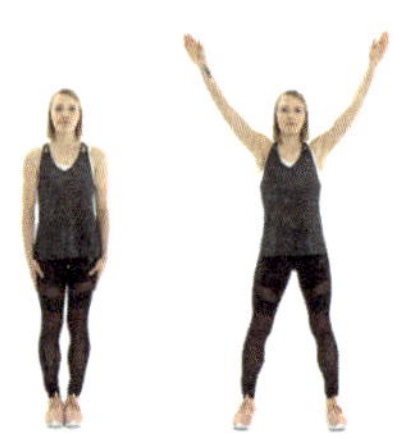

15 sec	20 sec	20 sec

Jumping Jack (p. 89)

4

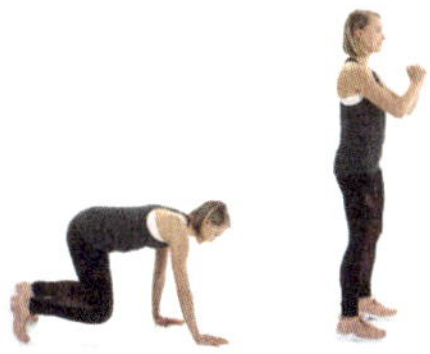

15 sec	20 sec	20 sec

Squat vers planche (p. 95)

5

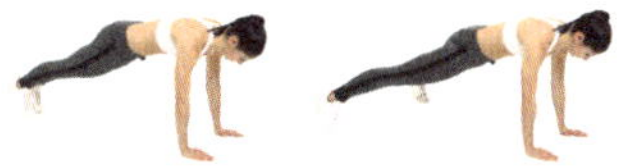

15 sec	20 sec	20 sec

Planche Jack (p. 91)

6

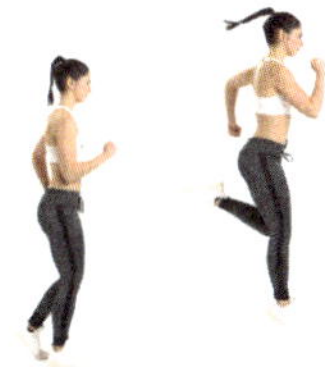

15 sec	20 sec	20 sec

Talons-fesses (p. 96)

Stretching

Tenir 20 secondes par exercice.

1

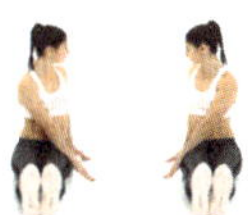

Assouplissement de la taille (p. 98)

2

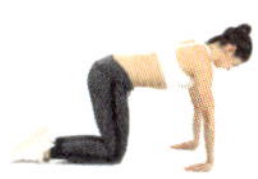

Étirement avant-bras à genoux (p. 99)

3

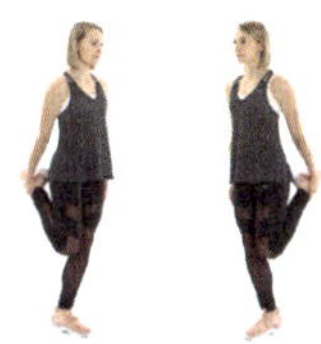

Étirement de la cuisse (p. 100)

4

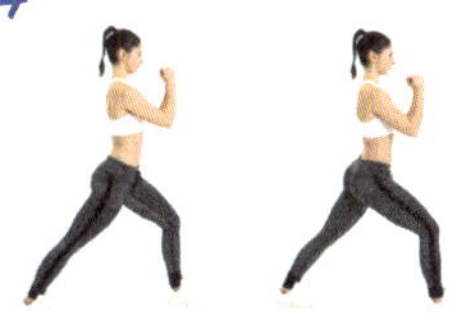

Étirement mollets debout (p. 102)

Légende : **NIVEAU DÉBUTANT NIVEAU MOYEN NIVEAU AVANCÉ**

>>> CYCLE 2 SEMAINE 04

JOUR 1 BAS DU CORPS

Échauffement

Enchaîner 20 secondes par exercice.

1

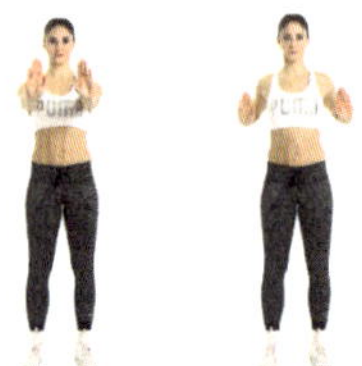

Pompe dans le vide (p. 81)

2

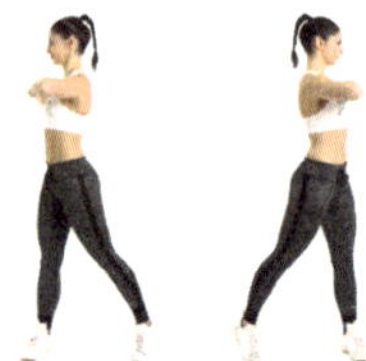

Rotation du buste (p. 82)

3

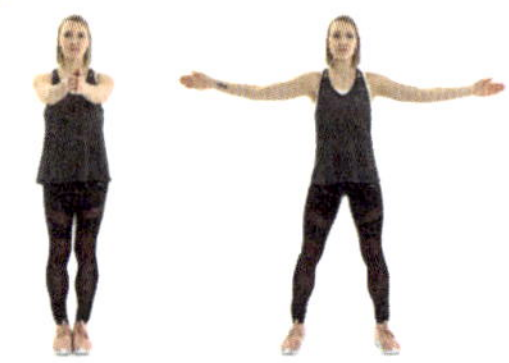

Écarté bras en sautant (p. 86)

4

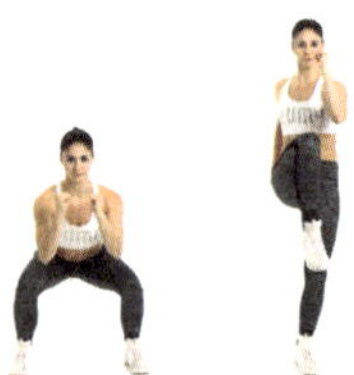

Squat avec montée de genoux (p. 94)

5

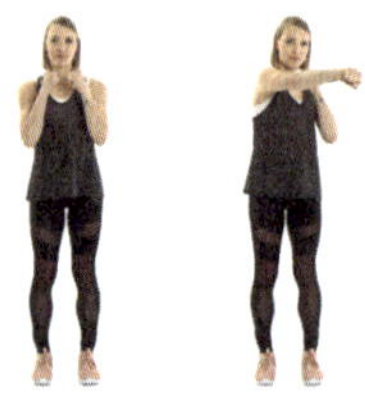

Coup de poing (p. 79)

6

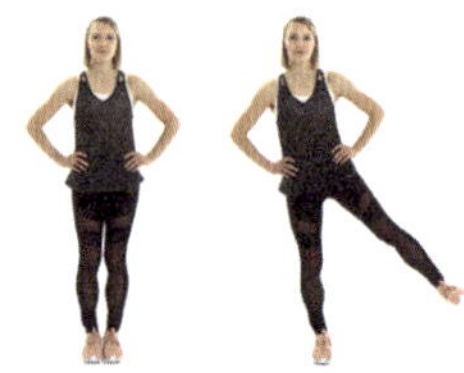

Balancement latéral (p. 78)

Circuit 2 tours

Effectuer le nombre de répétitions indiqué et prendre 15 secondes de repos entre chaque exercice.

1

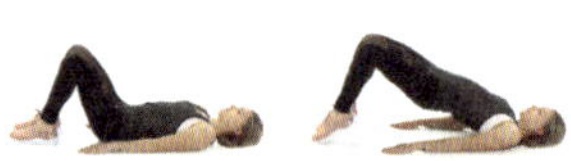

5 x | 10 x | 15 x

Relevé de bassin pointes de pieds (p. 93)

2

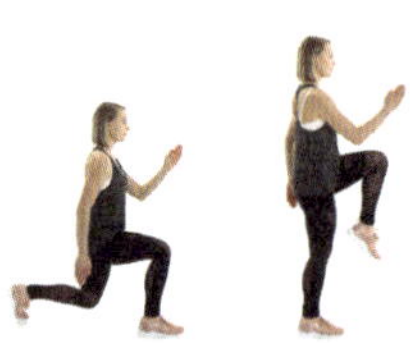

6 x | 10 x | 15 x

Fente avec montée de genoux* (p. 86)

3

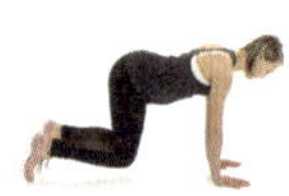

25 sec | 45 sec | 50 sec

Gainage 4 pattes (p. 86)

4

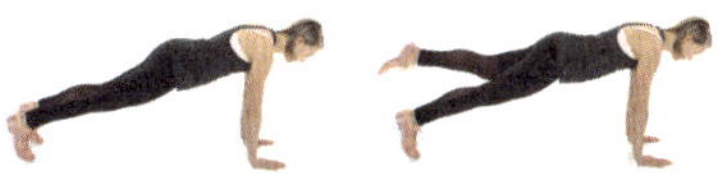

Débutant	Moyen	Avancé
5 x	8 x	12 x

Gainage planche bras tendus dynamique jambe levée* (p. 88)

5

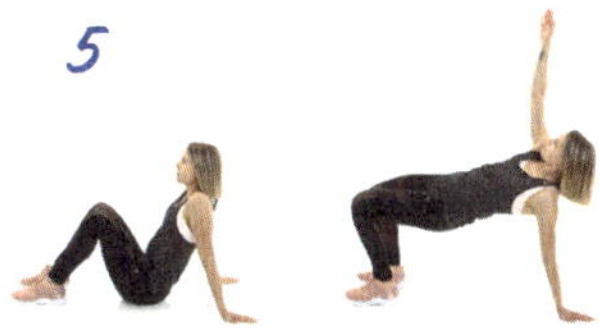

Débutant	Moyen	Avancé
9 x	15 x	24 x

Pont arrière dynamique (p. 92)

6

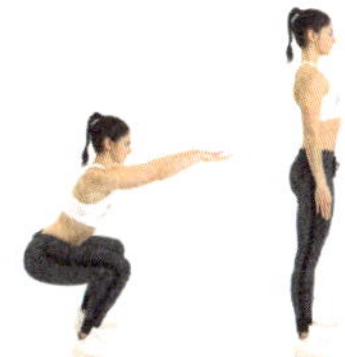

Débutant	Moyen	Avancé
12 x	18 x	24 x

Air squat (p. 84)

Stretching

Tenir 20 secondes par exercice.

1

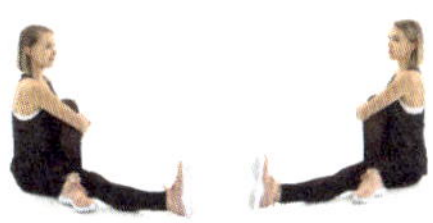

Étirement fessiers assis (p. 101)

2

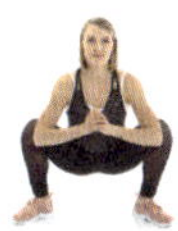

Étirement adducteurs sumo (p. 99)

3

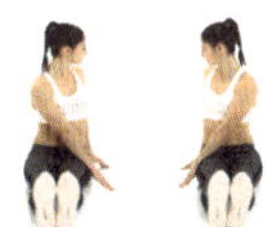

Assouplissement de la taille (p. 98)

4

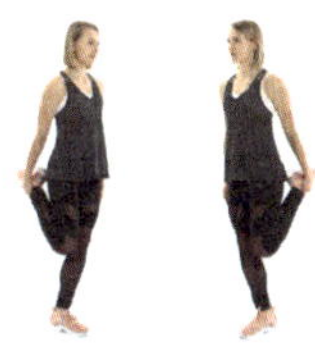

Étirement de la cuisse (p. 100)

** 1 répétition = le côté gauche + le côté droit*

Légende : **NIVEAU DÉBUTANT** **NIVEAU MOYEN** **NIVEAU AVANCÉ**

>>> CYCLE 2 SEMAINE 04

JOUR 2 HAUT DU CORPS

Échauffement

Enchaîner 20 secondes par exercice.

1

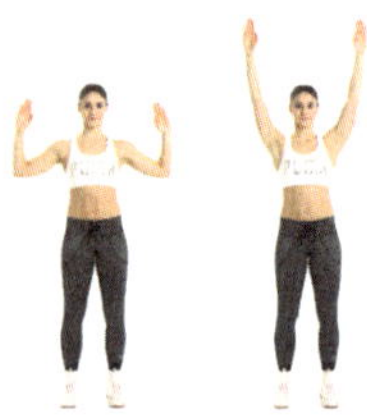

Bras en l'air (p. 78)

2

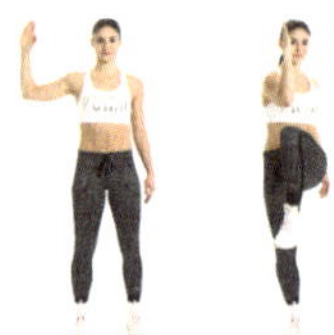

Coude-genou (p. 79)

3

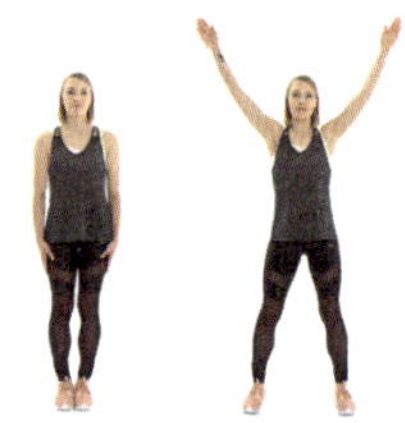

Jumping Jack (p. 89)

4

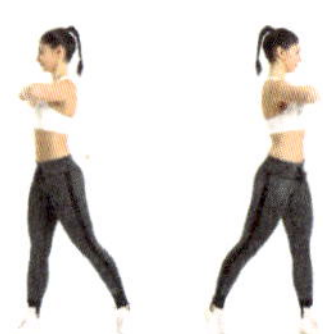

Rotation du buste (p. 82)

5

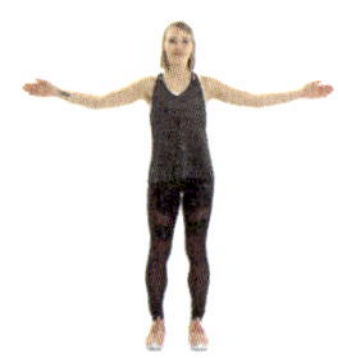

Écartés bras (p. 80)

6

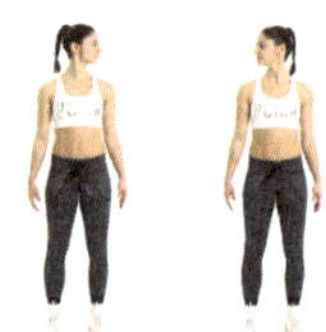

Non-non (p. 80)

Circuit 2 tours

Effectuer le nombre de répétitions indiqué et prendre 15 secondes de repos entre chaque exercice.

1

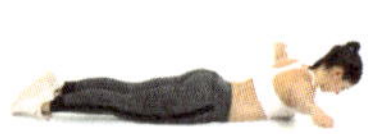

20 sec	30 sec	45 sec

T-raise (p. 97)

2

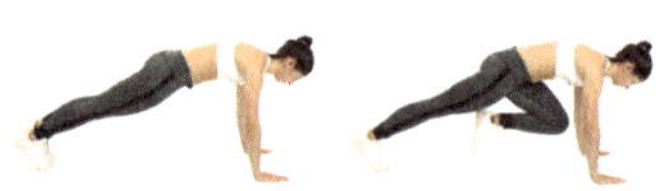

9 x	12 x	18 x

Mountain Climber* (p. 90)

3

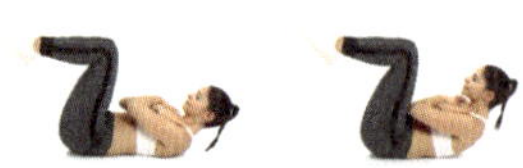

9 x	12 x	18 x

Crunch jambes à l'équerre (p. 85)

4

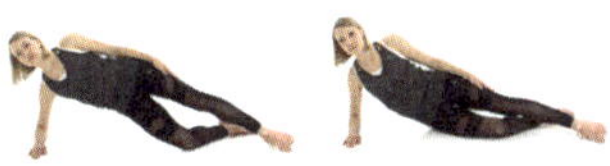

3 x	6 x	9 x

Gainage dynamique des obliques sur genou côté gauche (p. 88)

5

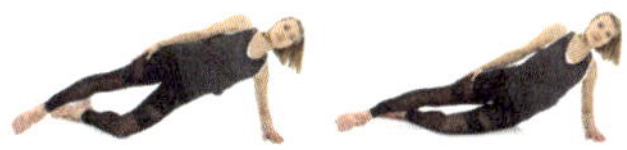

3 x	6 x	9 x

Gainage dynamique des obliques sur genou côté droit (p. 88)

6

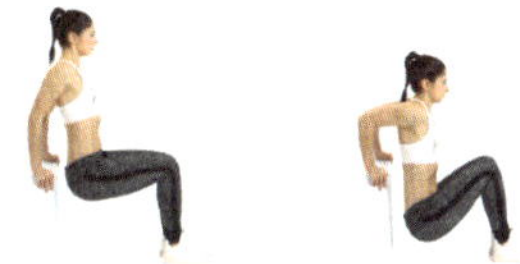

7 x	9 x	13 x

Dips arrière jambes pliées (p. 85)

7

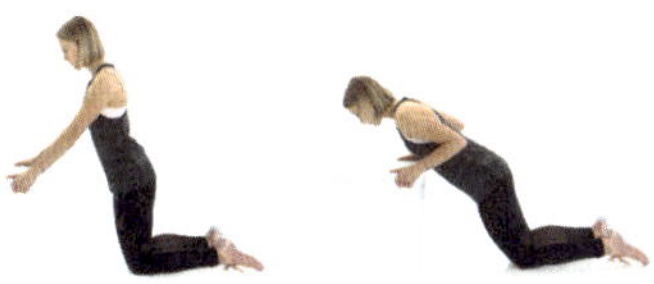

8 x	12 x	18 x

Pompe genoux chaise (p. 91)

Stretching

Tenir 20 secondes par exercice.

1

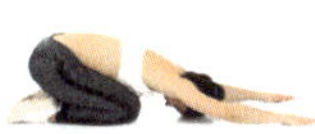

Étirement haut du dos (p. 102)

2

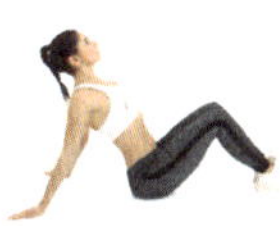

Étirement buste en arrière (p. 100)

3

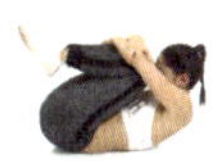

Étirement bas du dos en boule (p. 100)

4

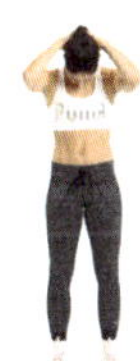

Assouplissement de la nuque (p. 98)

** 1 répétition = le côté gauche + le côté droit*

Légende : **NIVEAU DÉBUTANT** **NIVEAU MOYEN** **NIVEAU AVANCÉ**

>>> CYCLE 2 SEMAINE 04

JOUR 3 FULL BODY

Échauffement

Enchaîner 20 secondes par exercice.

1

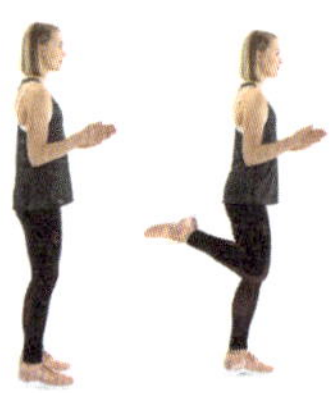

Talons-fesses sans saut (p. 83)

2

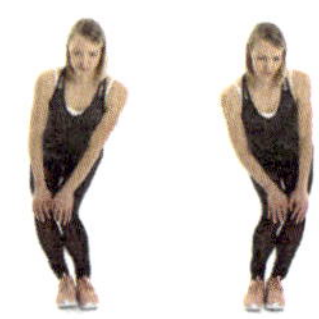

Rotation des genoux (p. 82)

3

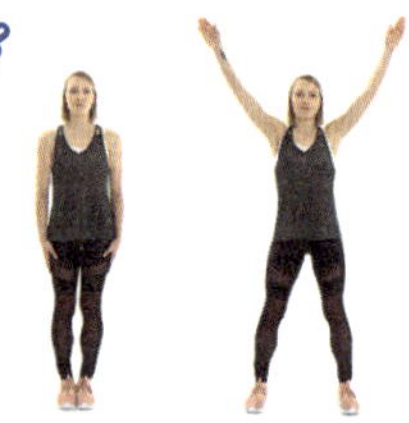

Jumping Jack (p. 89)

4

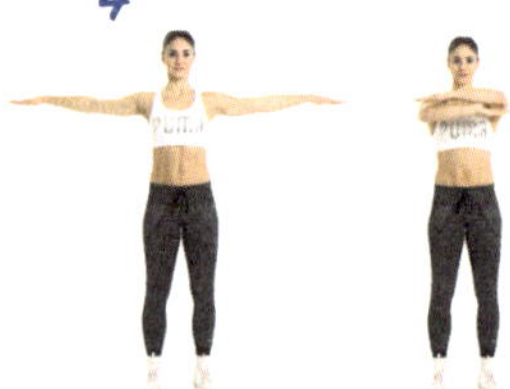

Croisement des bras (p. 79)

5

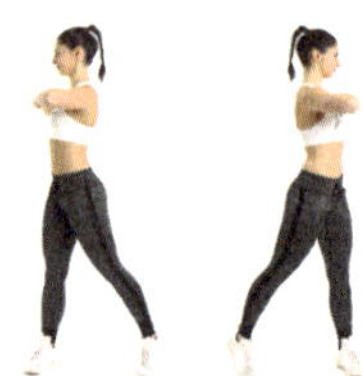

Rotation du buste (p. 82)

6

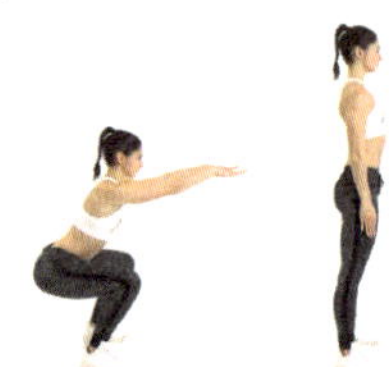

Air squat (p. 84)

Circuit 2 tours

Maintenir la durée indiquée et prendre 15 secondes de repos entre chaque exercice, 10 pour le niveau avancé.

1

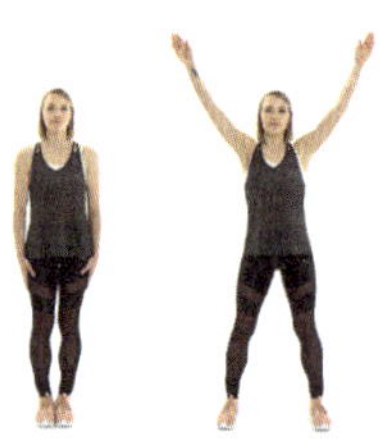

15 sec | 20 sec | 20 sec

Jumping Jack (p. 89)

2

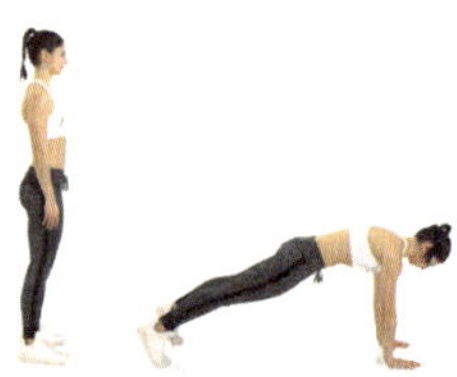

15 sec | 20 sec | 20 sec

Squat vers pompe (p. 96)

3

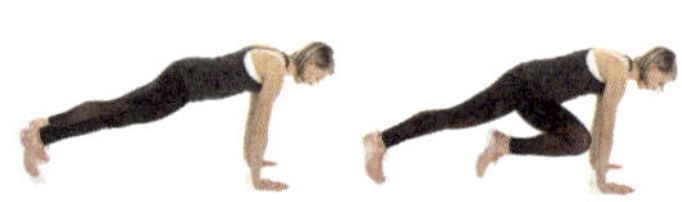

15 sec | 20 sec | 20 sec

X Mountain Climber (p. 97)

4

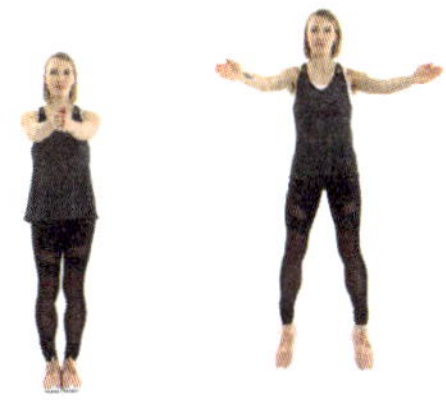

15 sec | 20 sec | 20 sec

Écartés bras en sautant (p. 86)

5

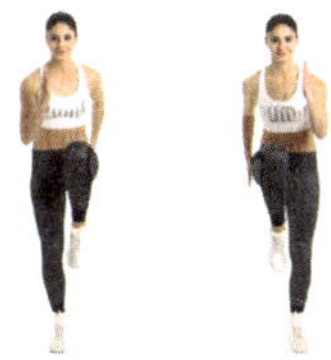

15 sec | 20 sec | 20 sec

Sprint (p. 93)

6

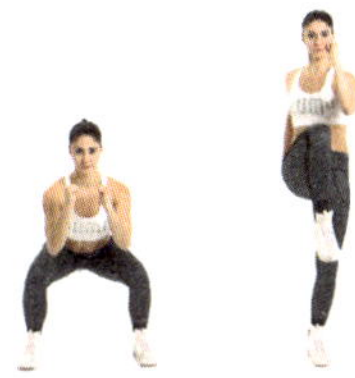

15 sec | 20 sec | 20 sec

Squat avec montée de genoux (p. 94)

Stretching

Tenir 20 secondes par exercice.

1

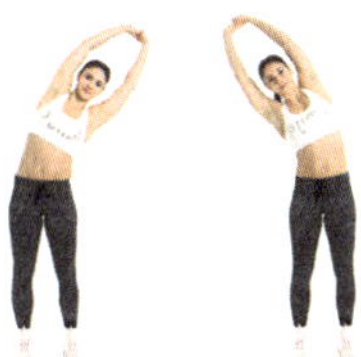

Étirement du dos latéralement (p. 101)

2

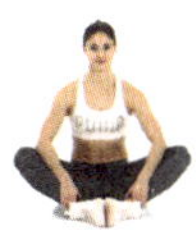

Étirement adducteur assis jambes pliées (p. 99)

3

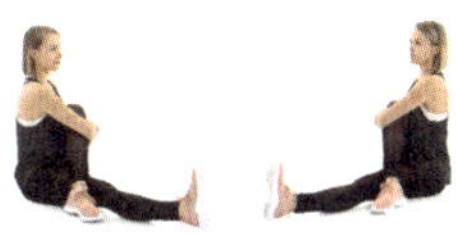

Étirement fessiers assis (p. 101)

4

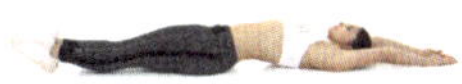

Extension totale couchée (p. 103)

Légende : **NIVEAU DÉBUTANT** **NIVEAU MOYEN** **NIVEAU AVANCÉ**

>>> CYCLE 2 SEMAINE 05

JOUR 1 BAS DU CORPS

Échauffement

Enchaîner 20 secondes par exercice.

1

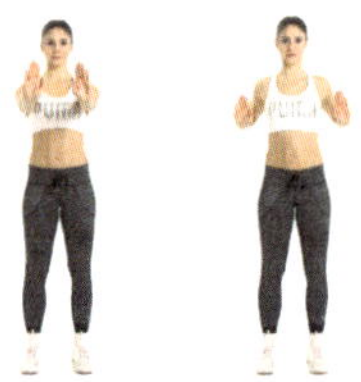

Pompe dans le vide (p. 81)

2

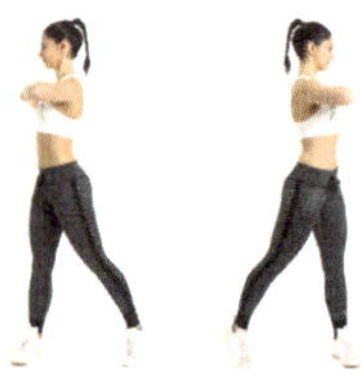

Rotation du buste (p. 82)

3

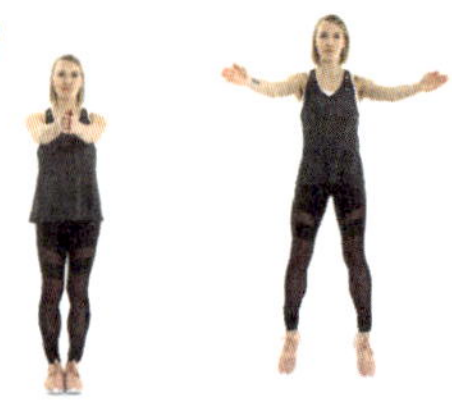

Écarté bras en sautant (p. 86)

4

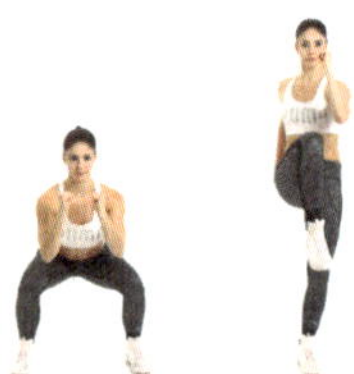

Squat avec montée de genoux (p. 94)

5

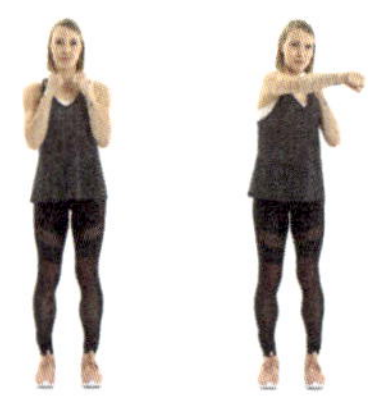

Coup de poing (p. 79)

6

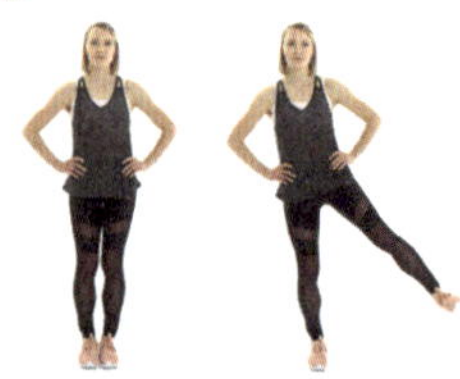

Balancement latéral (p. 78)

Circuit 2 tours

Effectuer le nombre de répétitions indiqué et prendre 15 secondes de repos entre chaque exercice.

1

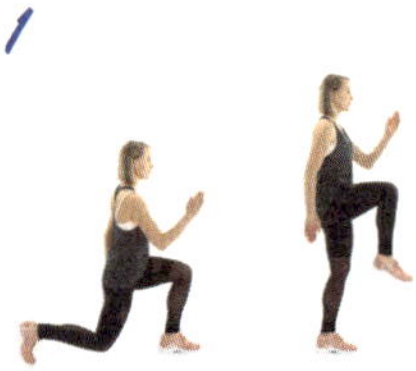

6 x	10 x	15 x

Fente avec montée de genoux* (p. 86)

2

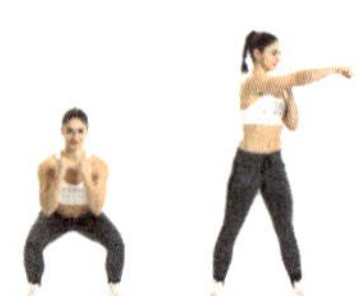

9 x	12 x	18 x

Squat coup de poing (p. 94)

3

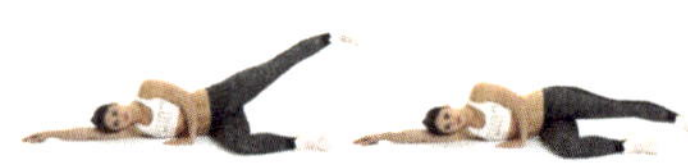

12 x	18 x	24 x

Levé de jambe latéral allongé côté gauche (p. 89)

4

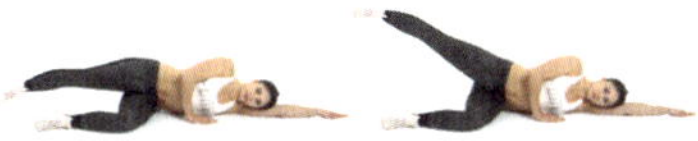

12 x | 18 x | 24 x

Levé de jambe latéral allongé côté droit (p. 89)

5

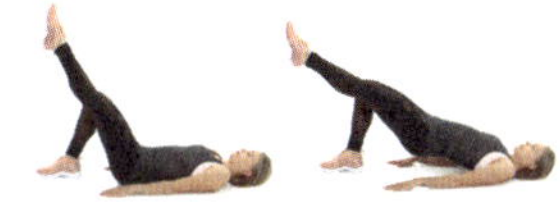

5 x | 7 x | 10 x

Relevé de bassin sur une jambe côté gauche (p. 92)

6

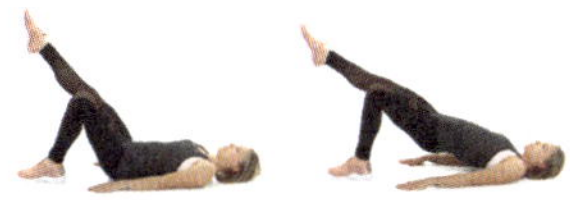

5 x | 7 x | 10 x

Relevé de bassin sur une jambe côté droit (p. 92)

7

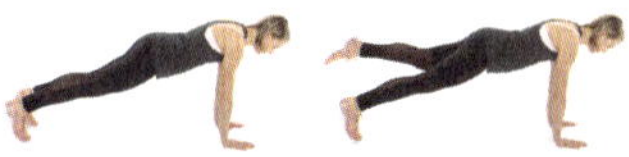

5 x | 8 x | 12 x

Gainage planche bras tendus dynamique jambe levée* (p. 88)

Stretching

Tenir 20 secondes par exercice.

1

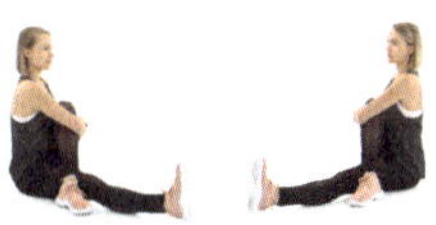

Étirement fessiers assis (p. 101)

2

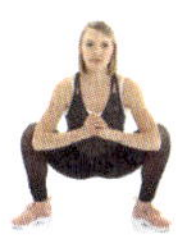

Étirement adducteurs sumo (p. 99)

3

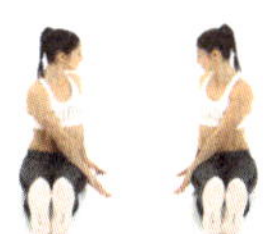

Assouplissement de la taille (p. 98)

4

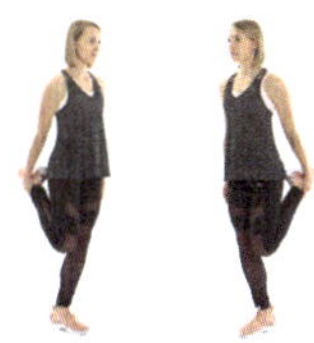

Étirement de la cuisse (p. 100)

* 1 répétition = le côté gauche + le côté droit

Légende : NIVEAU DÉBUTANT NIVEAU MOYEN NIVEAU AVANCÉ

››› CYCLE 2 SEMAINE 05

JOUR 2 HAUT DU CORPS

Échauffement

Enchaîner 20 secondes par exercice.

1

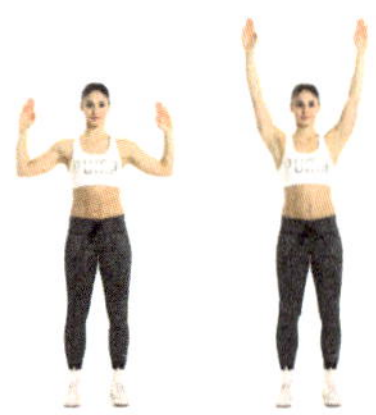

Bras en l'air (p. 78)

2

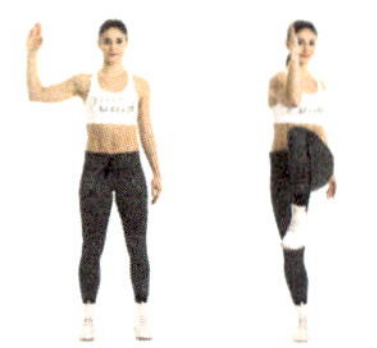

Coude-genou (p. 79)

3

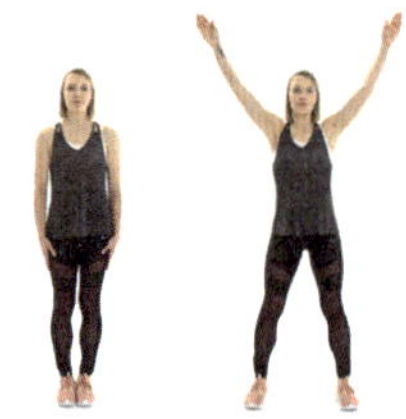

Jumping Jack (p. 89)

4

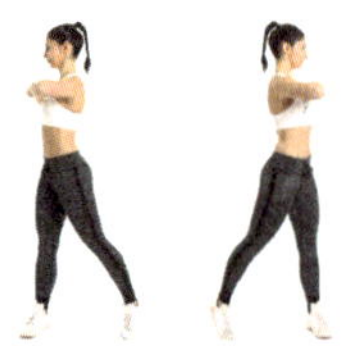

Rotation du buste (p. 82)

5

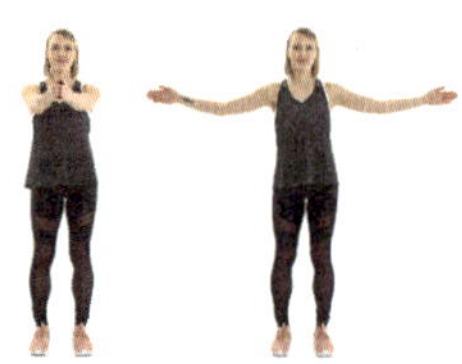

Écartés bras (p. 80)

6

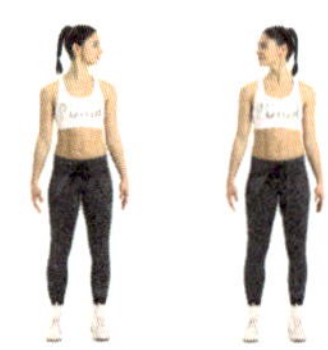

Non-non (p. 80)

Circuit 2 tours

Effectuer le nombre de répétitions indiqué et prendre 15 secondes de repos entre chaque exercice.

1

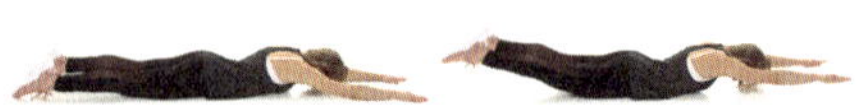

3 x | 6 x | 9 x

Superman dynamique
(p. 96)

2

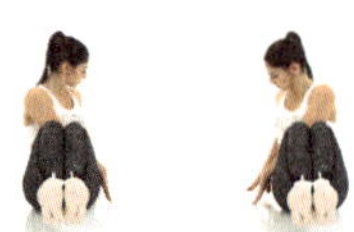

10 x | 15 x | 20 x

Banana Mason* (p. 84)

3

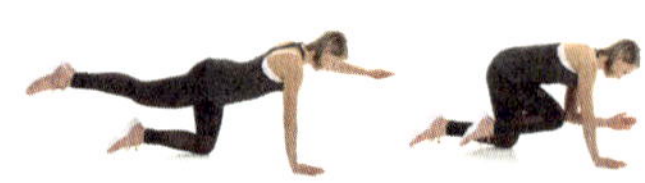

8 x | 10 x | 14 x

Bird dog dynamique
côté droit (p. 84)

4

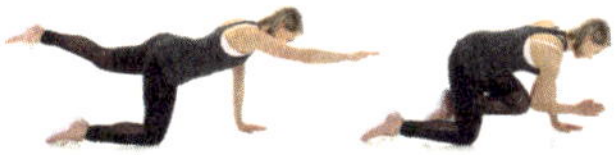

8 x	10 x	14 x

Bird dog dynamique côté gauche (p. 84)

5

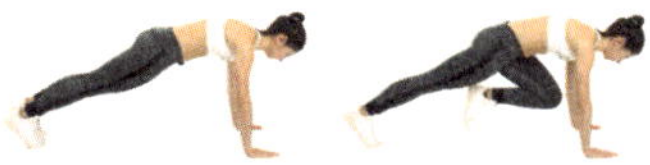

9 x	12 x	18 x

Mountain Climber* (p. 90)

6

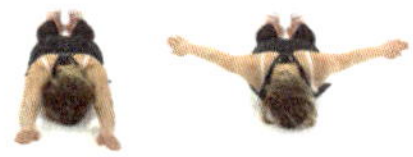

10 x	12 x	18 x

Mouvement d'Arlaud (p. 90)

7

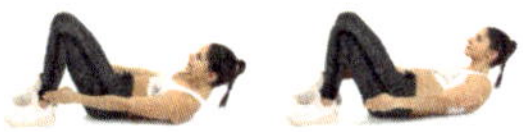

6 x	9 x	15 x

Crunch oblique couché* (p. 85)

Stretching

Tenir 20 secondes par exercice.

1

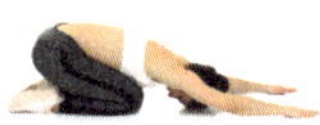

Étirement haut du dos (p. 102)

2

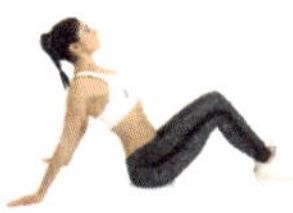

Étirement buste en arrière (p. 100)

3

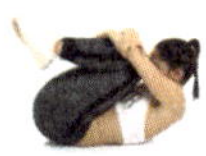

Étirement bas du dos en boule (p. 100)

4

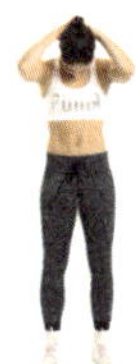

Assouplissement de la nuque (p. 98)

** 1 répétition = le côté gauche + le côté droit*

Légende : **NIVEAU DÉBUTANT** **NIVEAU MOYEN** **NIVEAU AVANCÉ**

>>> CYCLE 2 SEMAINE 05

JOUR 3 FULL BODY

Échauffement

Enchaîner 20 secondes par exercice.

1

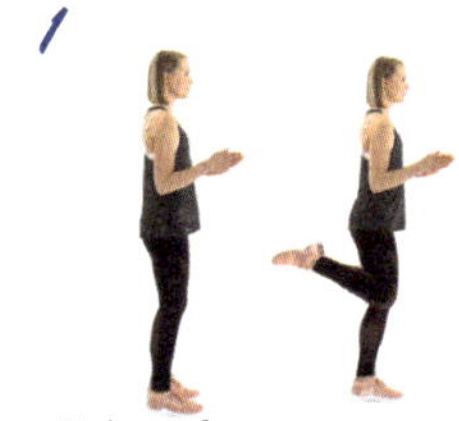

Talons-fesses sans saut (p. 83)

2

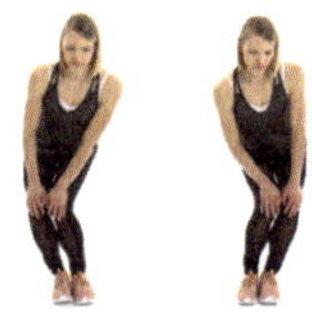

Rotation des genoux (p. 82)

3

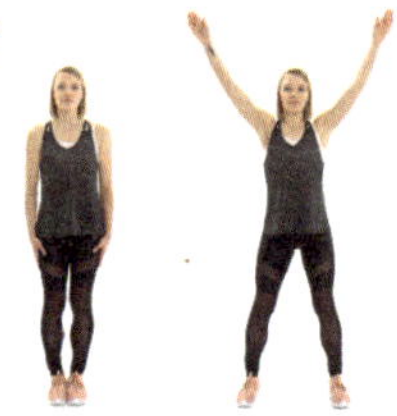

Jumping Jack (p. 89)

4

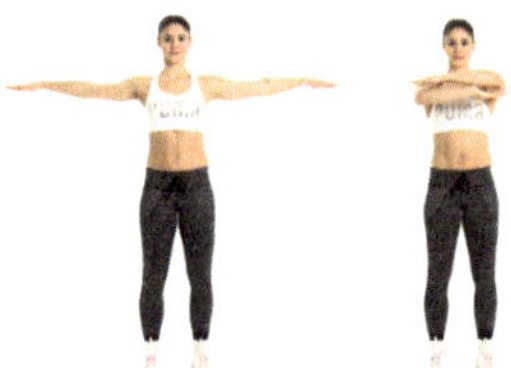

Croisement des bras (p. 79)

5

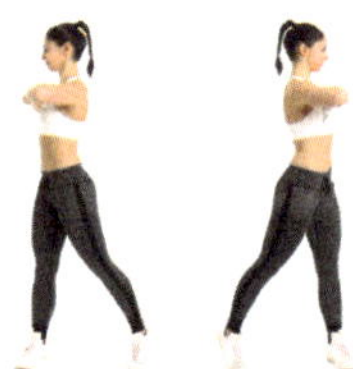

Rotation du buste (p. 82)

6

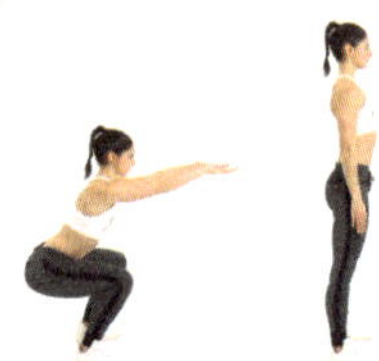

Air squat (p. 84)

Circuit 2 tours

Maintenir la durée indiquée et prendre 15 secondes de repos entre chaque exercice, 10 pour le niveau avancé.

1

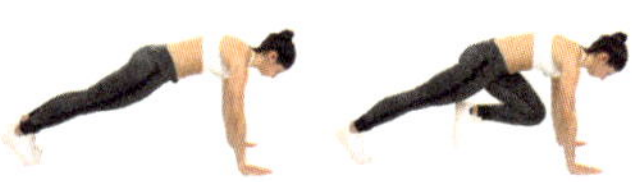

15 sec | 20 sec | 20 sec

Mountain Climber (p. 90)

2

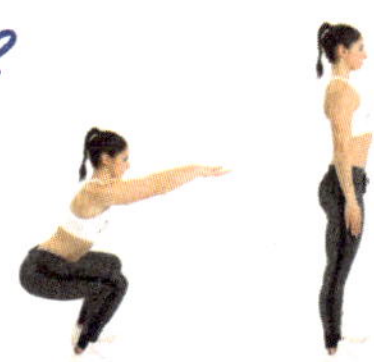

15 sec | 20 sec | 20 sec

Air squat (p. 84)

3

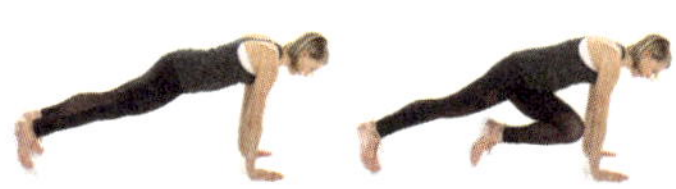

15 sec | 20 sec | 20 sec

X Mountain Climber (p. 97)

4

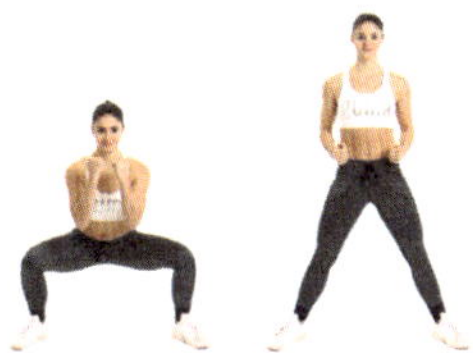

15 sec | 20 sec | 20 sec

Squat sumo (p. 95)

5

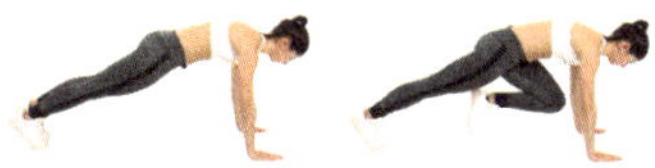

15 sec | 20 sec | 20 sec

Mountain Climber (p. 90)

6

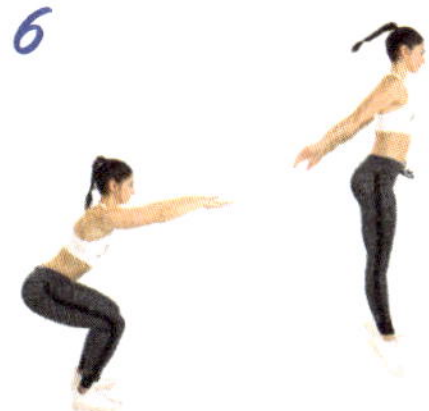

15 sec | 20 sec | 20 sec

Squat sauté (p. 95)

Stretching

Tenir 20 secondes par exercice.

1

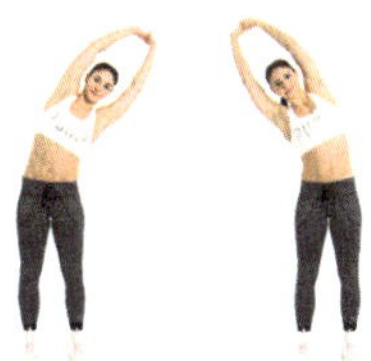

Étirement du dos latéralement (p. 101)

2

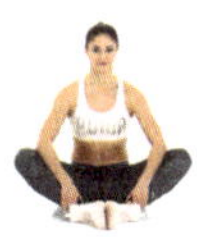

Étirement adducteur assis jambes pliées (p. 99)

3

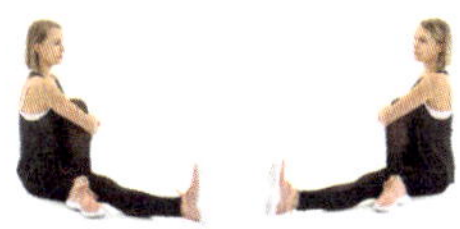

Étirement fessiers assis (p. 101)

4

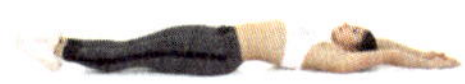

Extension totale couchée (p. 103)

Légende : **NIVEAU DÉBUTANT** **NIVEAU MOYEN** **NIVEAU AVANCÉ**

>>> CYCLE 2 SEMAINE 06

JOUR 1 BAS DU CORPS

Échauffement

Enchaîner 20 secondes par exercice.

1

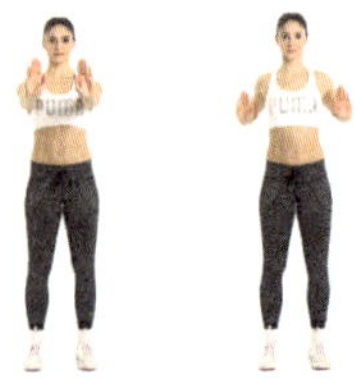

Pompe dans le vide (p. 81)

2

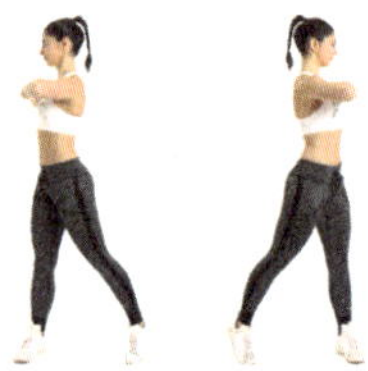

Rotation du buste (p. 82)

3

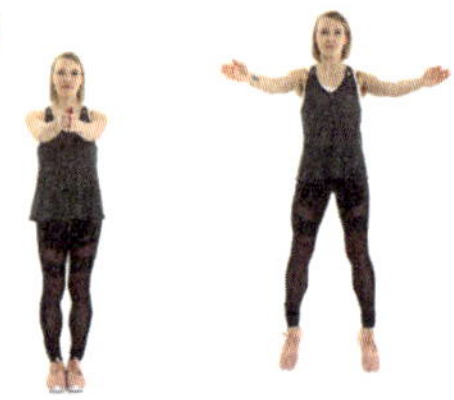

Écarté bras en sautant (p. 86)

4

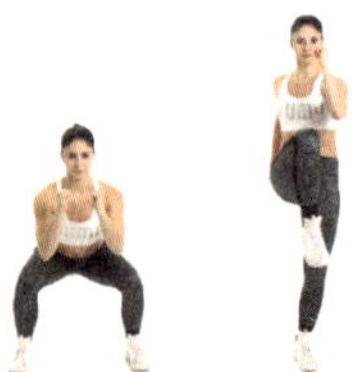

Squat avec montée de genoux (p. 94)

5

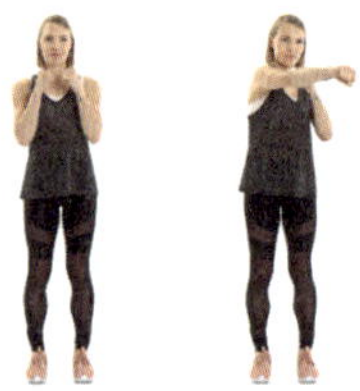

Coup de poing (p. 79)

6

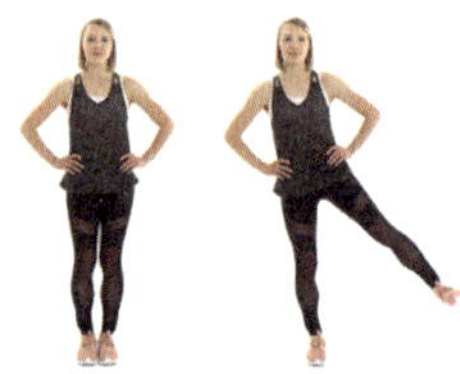

Balancement latéral (p. 78)

Circuit 2 tours

Effectuer le nombre de répétitions indiqué et prendre 15 secondes de repos entre chaque exercice.

1

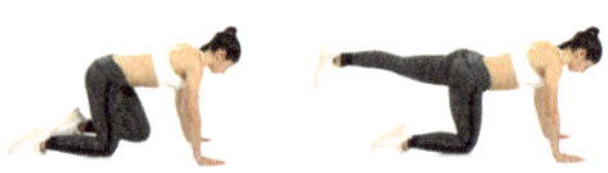

12 x	18 x	24 x

Relevé de jambe arrière côté gauche (p. 93)

2

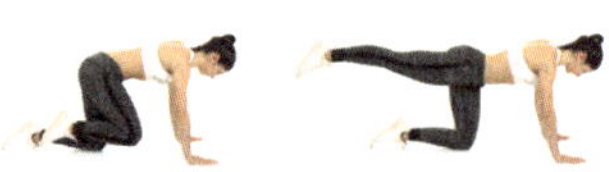

12 x	18 x	24 x

Relevé de jambe arrière côté droit (p. 93)

3

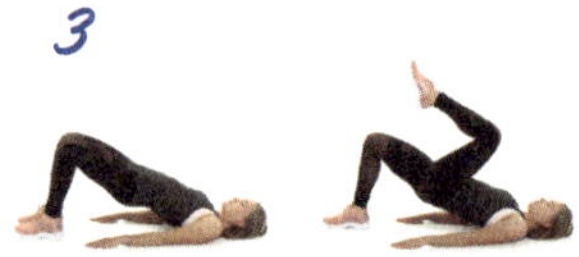

6 x	8 x	11 x

Gainage postérieur genou poitrine* (p. 89)

4

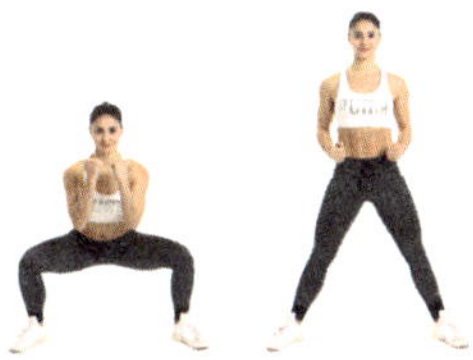

12 x | 18 x | 24 x

Squat sumo (p. 95)

5

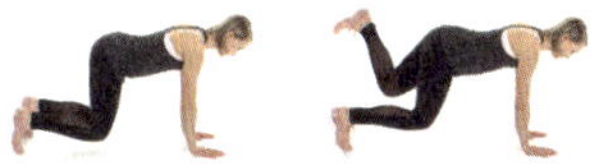

3 x | 5 x | 10 x

Gainage 4 pattes levé de jambe* (p. 87)

6

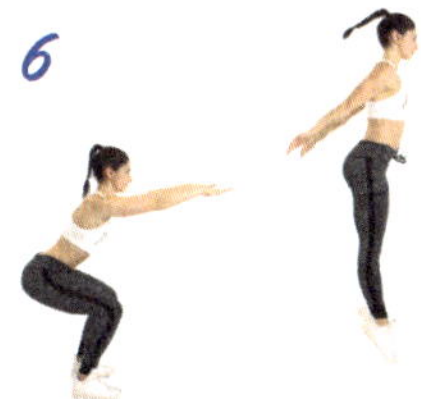

8 x | 12 x | 15 x

Squat sauté (p. 95)

Stretching

Tenir 20 secondes par exercice.

1

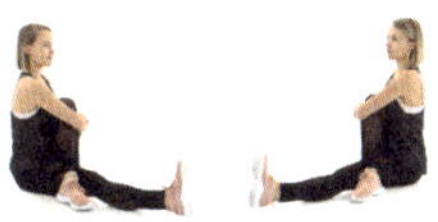

Étirement fessiers assis (p. 101)

2

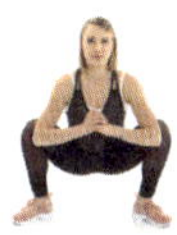

Étirement adducteurs sumo (p. 99)

3

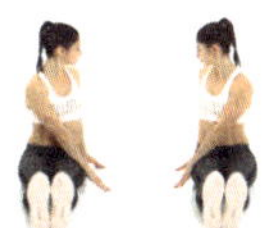

Assouplissement de la taille (p. 98)

4

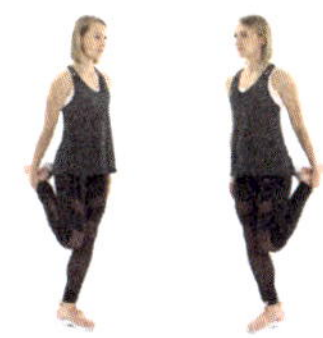

Étirement de la cuisse (p. 100)

** 1 répétition = le côté gauche + le côté droit*

Légende : **NIVEAU DÉBUTANT** **NIVEAU MOYEN** **NIVEAU AVANCÉ**

>>> CYCLE 2 SEMAINE 06

JOUR 2 HAUT DU CORPS

Échauffement

Enchaîner 20 secondes par exercice.

1

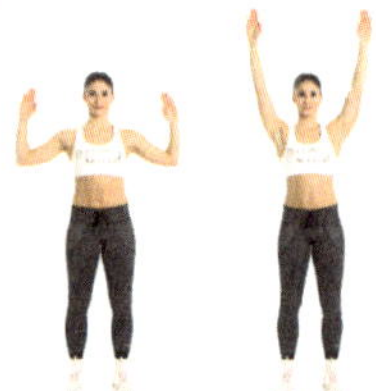

Bras en l'air (p. 78)

2

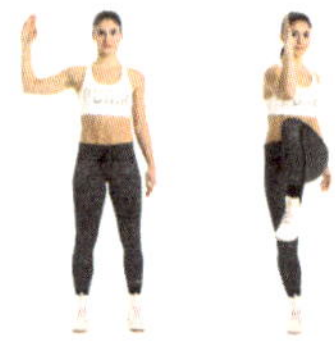

Coude-genou (p. 79)

3

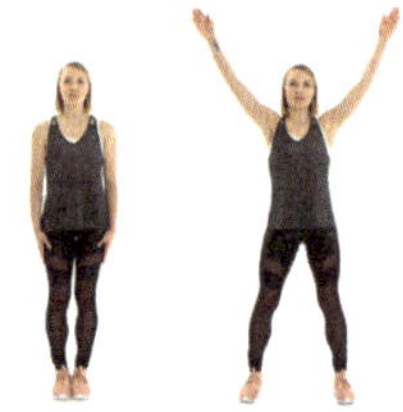

Jumping Jack (p. 89)

4

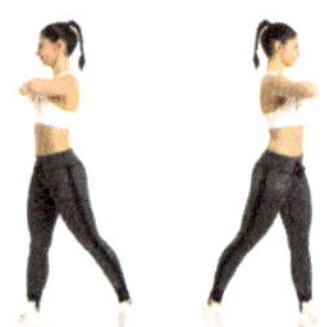

Rotation du buste (p. 82)

5

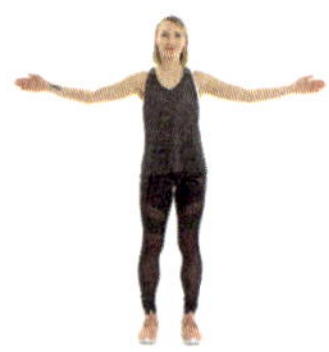

Écartés bras (p. 80)

6

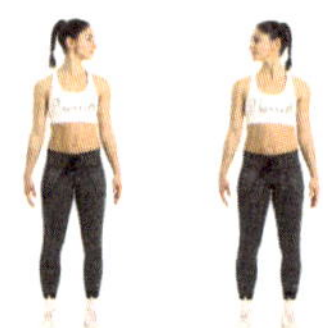

Non-non (p. 80)

Circuit 2 tours

Effectuer le nombre de répétitions indiqué et prendre 15 secondes de repos entre chaque exercice.

1

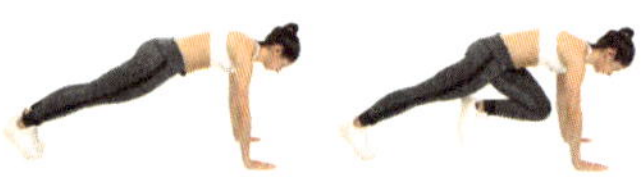

9 x	12 x	18 x

Mountain Climber* (p. 90)

2

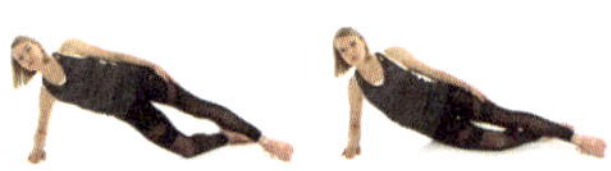

3 x	6 x	9 x

Gainage dynamique des obliques sur genou côté gauche (p. 88)

3

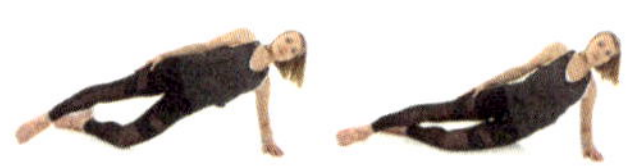

3 x	6 x	9 x

Gainage dynamique des obliques sur genou côté droit (p. 88)

4

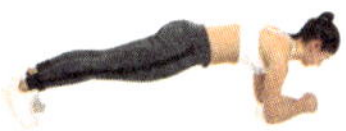

15 sec	25 sec	45 sec

Gainage planche
sur avant-bras (p. 88)

5

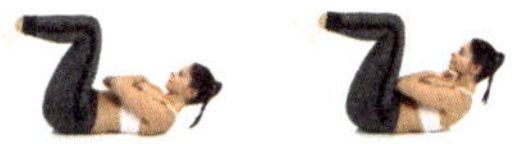

9 x	14 x	18 x

Crunch jambes à l'équerre
(p. 85)

6

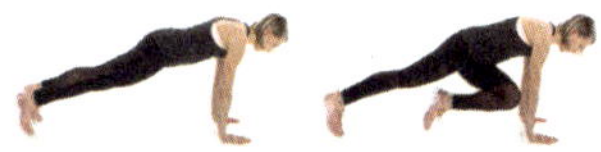

10 x	15 x	20 x

X Mountain Climber* (p. 97)

7

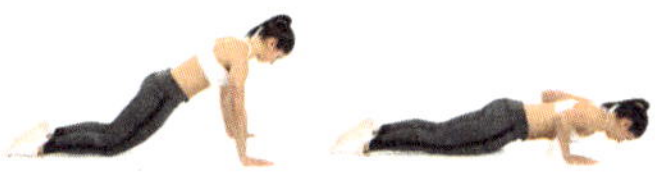

5 x	7 x	12 x

Pompe sur les genoux
(p. 91)

Stretching

Tenir 20 secondes par exercice.

1

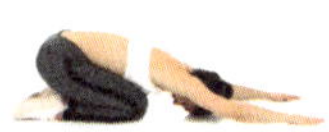

Étirement haut du dos
(p. 102)

2

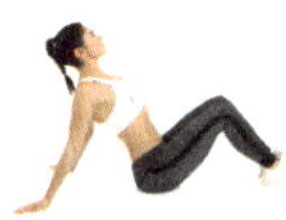

Étirement buste en arrière
(p. 100)

3

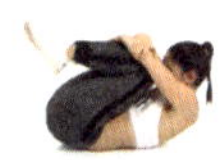

Étirement bas du dos
en boule (p. 100)

4

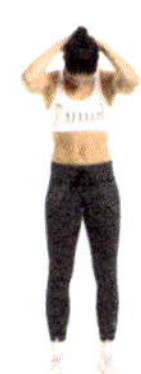

Assouplissement
de la nuque (p. 98)

** 1 répétition = le côté gauche + le côté droit*

Légende : **NIVEAU DÉBUTANT** **NIVEAU MOYEN** **NIVEAU AVANCÉ**

>>> CYCLE 2 SEMAINE 06

JOUR 3 FULL BODY

Échauffement

Enchaîner 20 secondes par exercice.

1

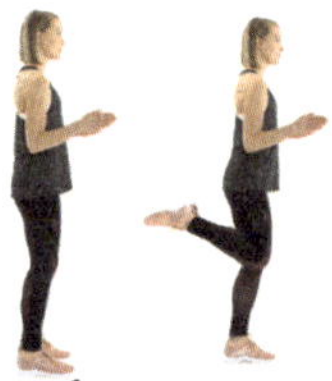

Talons-fesses sans saut (p. 83)

2

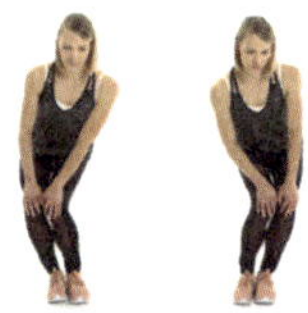

Rotation des genoux (p. 82)

3

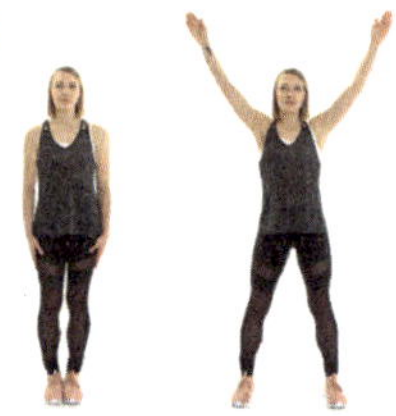

Jumping Jack (p. 89)

4

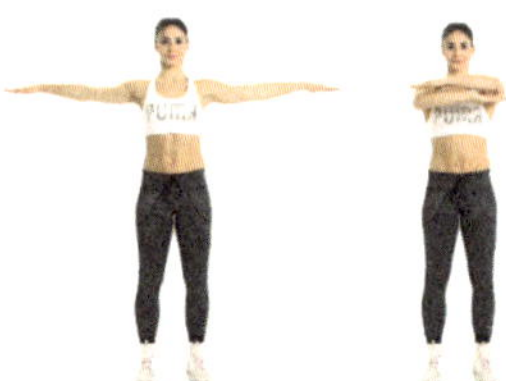

Croisement des bras (p. 79)

5

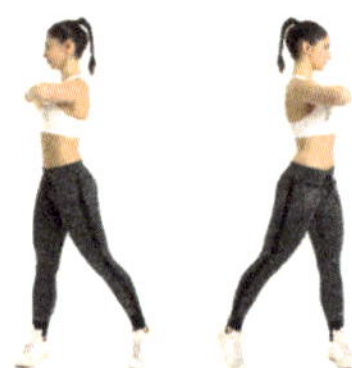

Rotation du buste (p. 82)

6

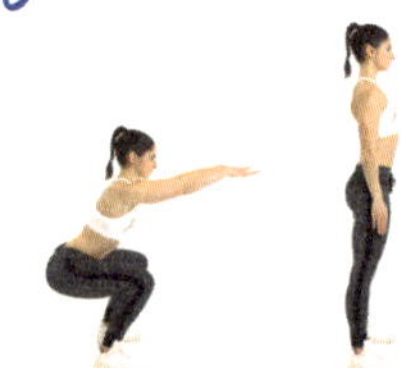

Air squat (p. 84)

Circuit 2 tours

Maintenir la durée indiquée et prendre 15 secondes de repos entre chaque exercice, 10 pour le niveau avancé.

1

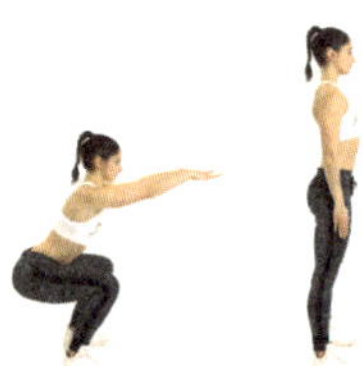

15 sec | 20 sec | 20 sec

Air squat (p. 84)

2

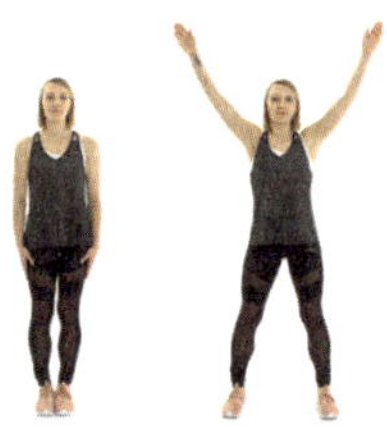

15 sec | 20 sec | 20 sec

Jumping Jack (p. 89)

3

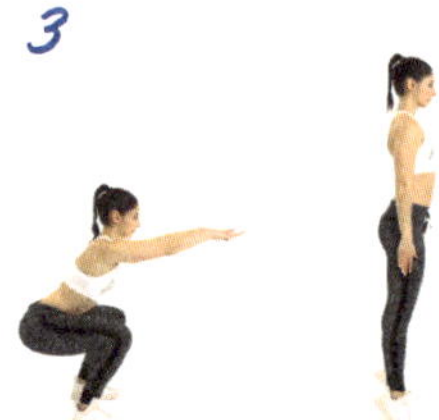

15 sec | 20 sec | 20 sec

Squat pointes de pieds (p. 94)

4

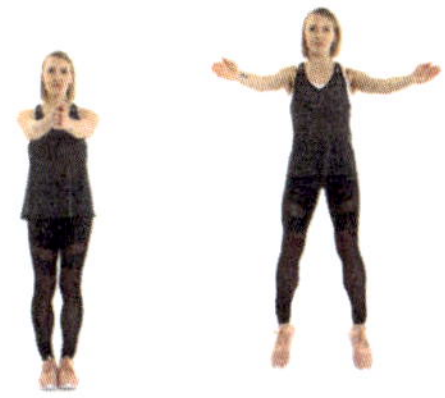

15 sec | 20 sec | 20 sec

Écarté bras en sautant (p. 86)

5

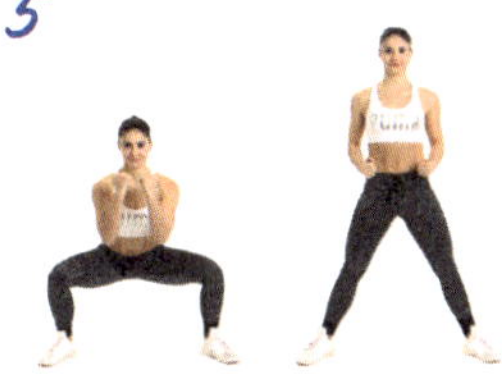

15 sec | 20 sec | 20 sec

Squat sumo (p. 95)

6

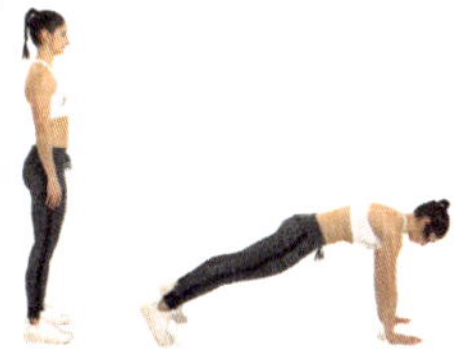

15 sec | 20 sec | 20 sec

Squat vers pompe (p. 96)

Stretching

Tenir 20 secondes par exercice.

1

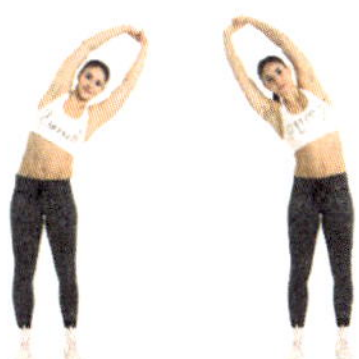

Étirement du dos latéralement (p. 101)

2

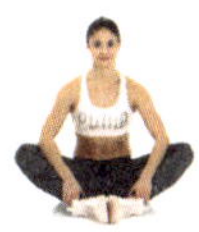

Étirement adducteur assis jambes pliées (p. 99)

3

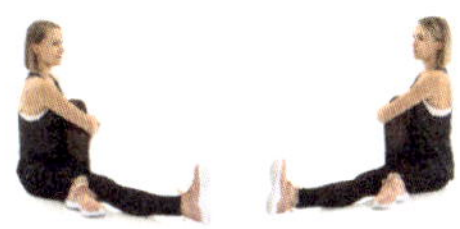

Étirement fessiers assis (p. 101)

4

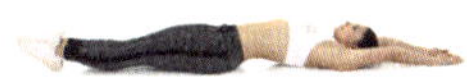

Extension totale couchée (p. 103)

Légende : **NIVEAU DÉBUTANT** **NIVEAU MOYEN** **NIVEAU AVANCÉ**

EXERCICES

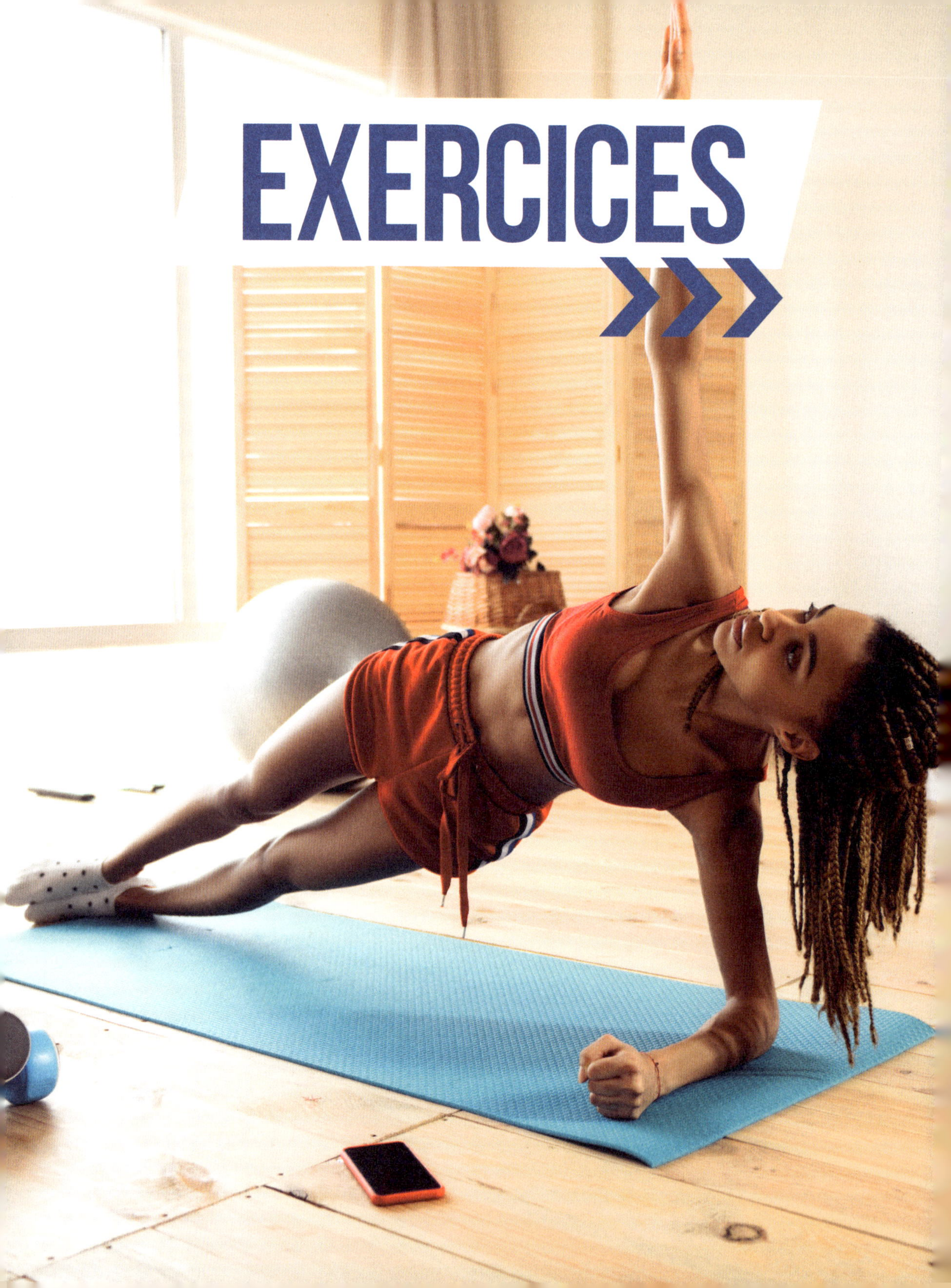

Vos entraînements sont construits avec une succession logique d'exercices visant à travailler harmonieusement l'ensemble de votre corps en respectant une méthodologie qui mixe charge de travail, intensité et format d'entraînement.

Un entraînement associe 3 types de bloc de travail :

- **échauffement** : pour faire monter le corps en température ;
- **renforcement musculaire** : pour faire travailler vos muscles de manière ciblée ;
- **stretching** : pour détendre vos muscles et gagner en mobilité articulaire.

Révisez les exercices de votre séance avant de débuter vos entraînements. La bonne exécution des mouvements est la clé pour garantir votre progression et éviter tout risque de blessure. Vos mouvements doivent être les plus fluides possibles. Veillez à réaliser la bonne amplitude du mouvement en évitant les hyperextensions ou hyperflexions des membres quand vous allez au-delà de l'amplitude normale d'une articulation. Le tempo de l'exécution du mouvement a également son importance, c'est-à-dire le temps d'exécution de l'aller et du retour. Un aller doit durer environ 2 secondes et le retour environ 1 seconde. Quant à la respiration, expirez toujours quand vous poussez et inspirez quand vous relâchez, ou quand vous revenez en position initiale.

Vos mouvements doivent être les plus fluides possibles.

Chaque exercice est illustré et accompagné de conseils pour parfaitement exécuter le mouvement. Les exercices sont regroupés par typologie et listés par ordre alphabétique pour les retrouver facilement.

ZONES MUSCULAIRES >>>

- Trapézoïdes
- Deltoïdes
- Dorsaux
- Biceps
- Triceps
- Avant-bras
- Pectoraux
- Abdominaux
- Lombaires
- Fessiers
- Adducteurs
- Quadriceps
- Ischio-jambiers
- Mollets
- Hanches
- Cuisses
- Grand rond, petit rond, infra-épineux

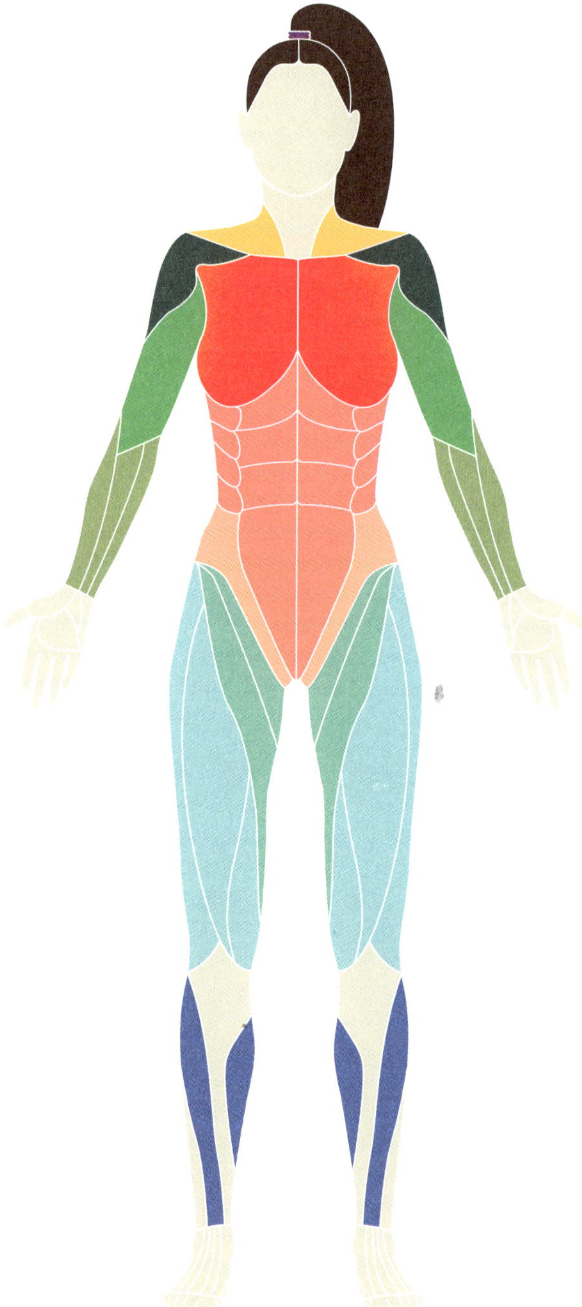

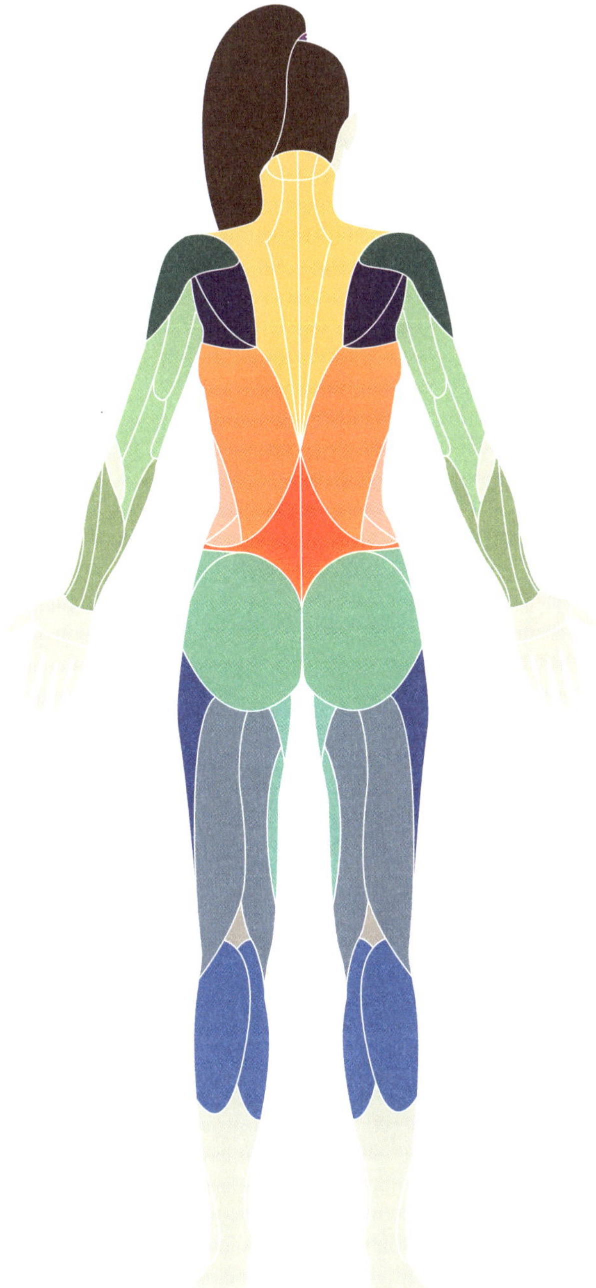

ÉCHAUFFEMENT >>>

BALANCEMENT LATÉRAL

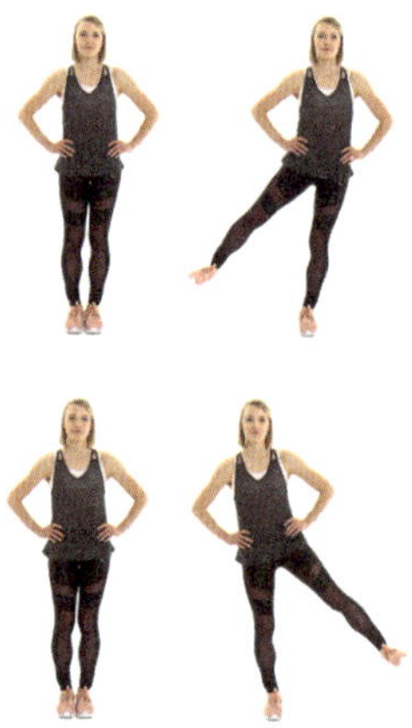

Muscles travaillés : *fessiers* *adducteurs*

Exécution du mouvement

> Debout le dos bien droit, les pieds joints.
> Écartez une jambe sur le côté puis ramenez-la.
> Enchaînez le mouvement du même côté.

CONSEILS FIZZUP - Ne levez pas trop haut sur le côté votre jambe afin de préserver vos adducteurs. Restez bien dans l'axe, évitez de bouger les hanches et de courber le dos.

BRAS EN L'AIR

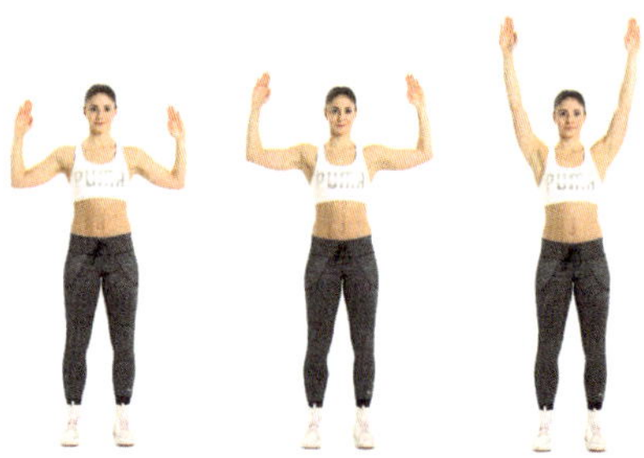

Muscles travaillés : ***deltoïdes*** ***biceps*** *triceps* *trapézoïdes*

Exécution du mouvement

> Debout, bras pliés et mains devant vos épaules.
> Poussez vos mains vers le haut.
> Revenez en position de départ.

CONSEILS FIZZUP - Regardez droit devant vous. Faites des mouvements de plus en plus grands.

COUDE-GENOU

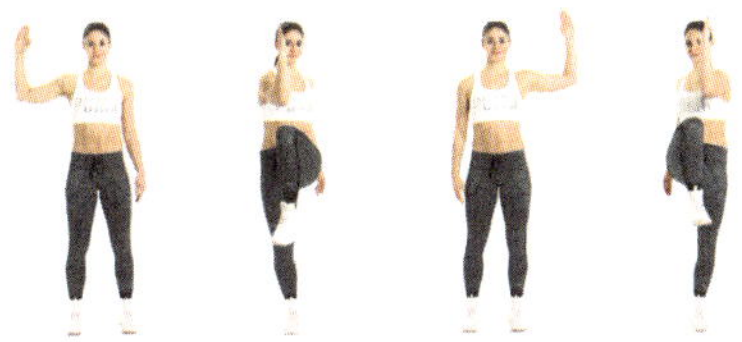

Muscles travaillés : deltoïdes quadriceps fessiers biceps triceps hanches

Exécution du mouvement

- Debout, montez votre genou et amenez votre coude opposé.
- Touchez votre genou avec votre coude.
- Changez de côté.

CONSEILS FIZZUP - Attention à ne pas vous pencher en avant.

COUP DE POING

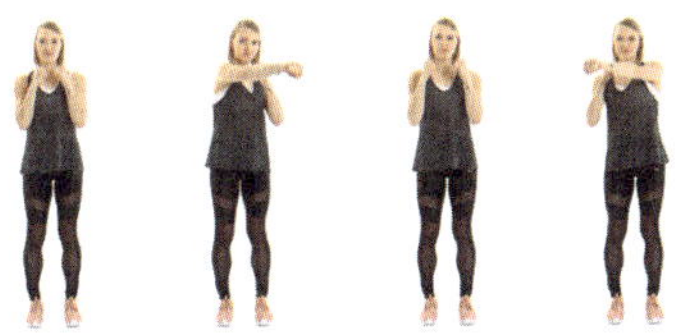

Muscles travaillés : deltoïdes biceps triceps hanches

Exécution du mouvement

- Debout, les poings devant le visage.
- Tendez les bras pour boxer.
- Passez d'un pied à l'autre pendant le mouvement.

CONSEILS FIZZUP - Soufflez lorsque vous tendez le bras.

CROISEMENT DES BRAS

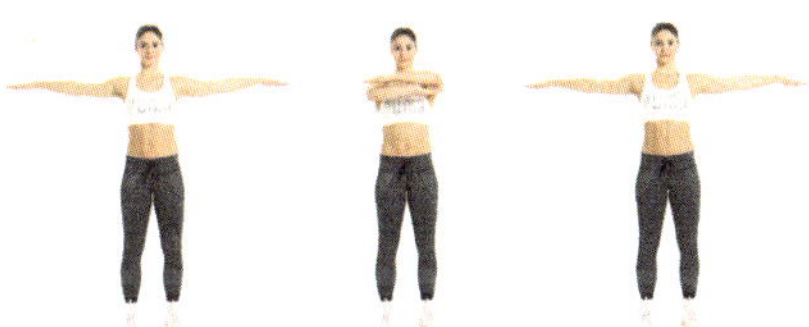

Muscles travaillés : pectoraux deltoïdes

Exécution du mouvement

- Debout, bras tendus devant vous.
- Écartez vos bras vers l'arrière puis croisez-les devant vous.

CONSEILS FIZZUP - Gardez bien vos bras à l'horizontale. N'allez pas trop loin vers l'arrière.

ÉCARTÉ BRAS

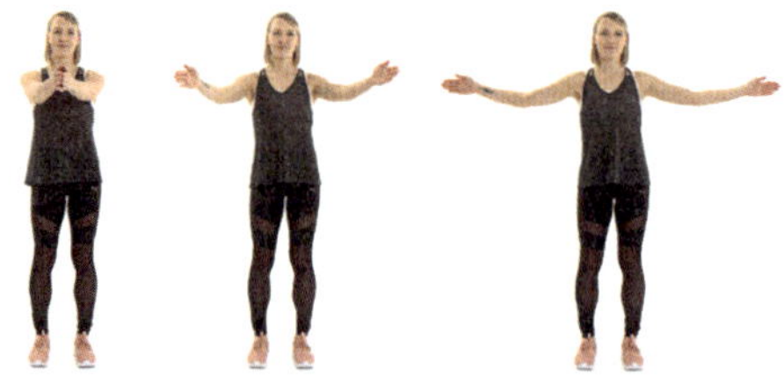

Muscles travaillés : pectoraux deltoïdes

Exécution du mouvement

- Debout, pieds joints, bras tendus devant vous.
- Écartez les bras en les gardant tendus.
- Refermez les bras.

CONSEILS FIZZUP - Expirez en écartant les bras.

NON-NON

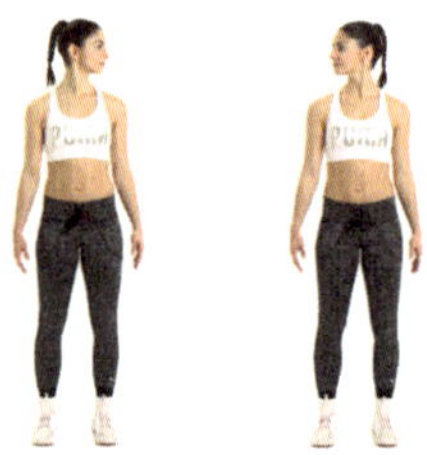

Muscles travaillés : trapézoïdes

Exécution du mouvement

- Tournez votre tête de droite à gauche, en faisant un signe de « non ».

CONSEILS FIZZUP - Ne forcez pas sur l'amplitude.

POINTES DE PIEDS

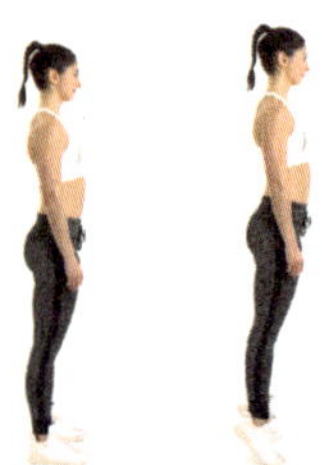

Muscles travaillés : mollets

Exécution du mouvement

- Debout pieds légèrement écartés.
- Mettez-vous sur la pointe des pieds puis redescendez.

CONSEILS FIZZUP - Fixez un point devant vous pour garder l'équilibre.

POMPE DANS LE VIDE

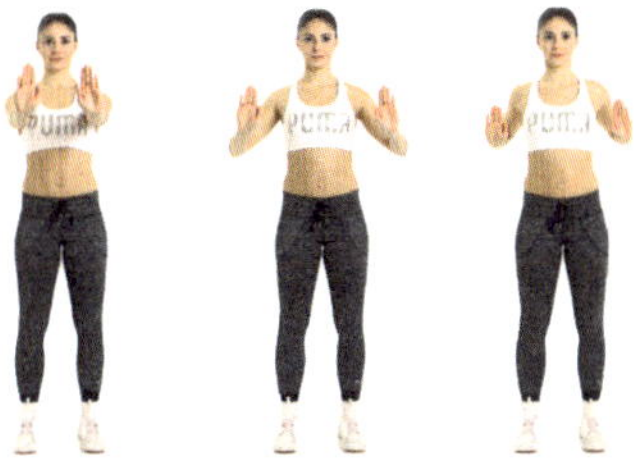

Muscles travaillés : pectoraux deltoïdes biceps triceps

Exécution du mouvement

- Debout, bras pliés et mains devant vos épaules.
- Poussez vos mains vers l'avant.
- Revenez en position de départ.

CONSEILS FIZZUP - Poussez bien vos bras horizontalement.

ROTATION DES BRAS

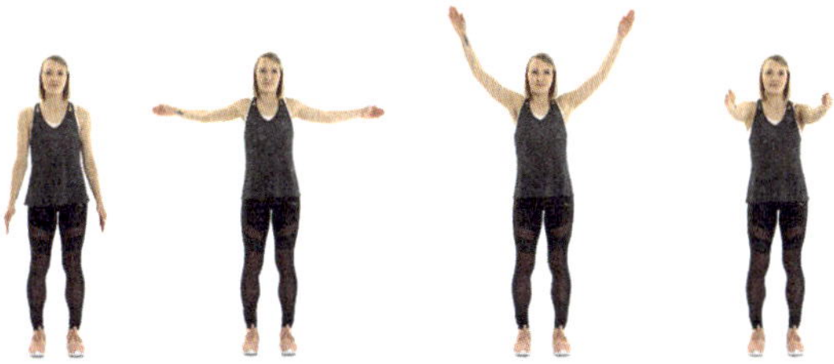

Muscles travaillés : deltoïdes trapézoïdes

Exécution du mouvement

- Debout, pieds légèrement écartés.
- Effectuez des rotations des bras vers l'avant.

CONSEILS FIZZUP - Regardez droit devant vous. Ne forcez pas sur vos épaules.

ROTATION DES GENOUX

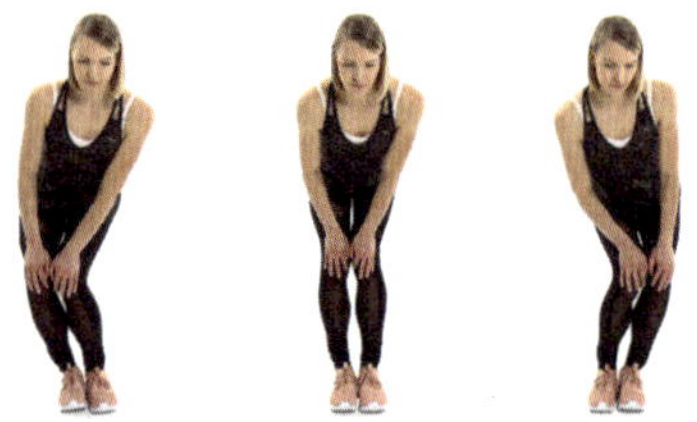

Muscles travaillés : quadriceps ischio-jambiers

Exécution du mouvement

- Debout, posez vos mains sur les genoux.
- Fléchissez légèrement les genoux et effectuez des rotations des genoux.

CONSEILS FIZZUP - Effectuez de petites rotations pour ne pas forcer sur vos articulations. Regardez devant vous, vers le sol pour garder la nuque dans l'axe du dos.

ROTATION DU BUSTE

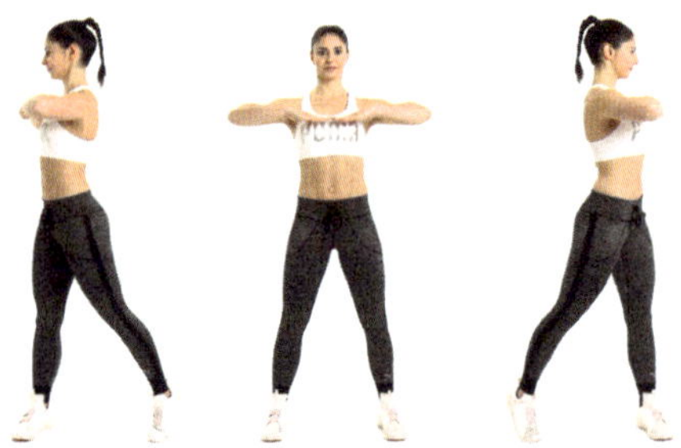

Muscles travaillés : hanches abdominaux fessiers adducteurs

Exécution du mouvement

- Debout, fléchissez légèrement les jambes.
- Écartez les pieds de la largeur des épaules.
- Posez vos mains sur votre poitrine, les coudes horizontaux.
- Effectuez des rotations du buste.

CONSEILS FIZZUP - Accompagnez le mouvement avec votre pied. Ne forcez pas sur l'amplitude des rotations

TALONS-FESSES SANS SAUT

Muscles travaillés : quadriceps ischio-jambiers fessiers

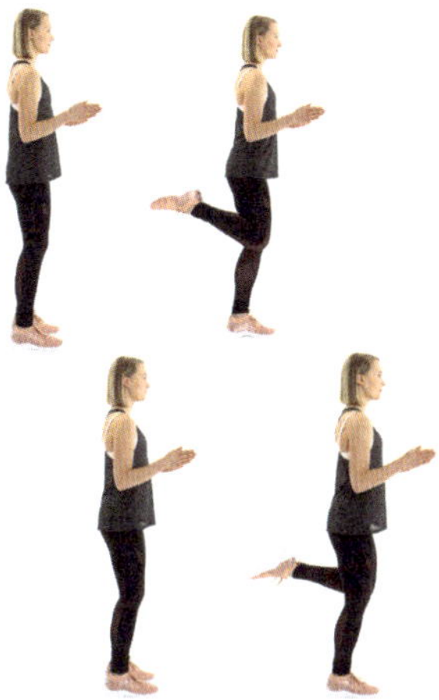

Exécution du mouvement

- Debout, vos pieds sont écartés de la largeur des épaules.
- Amenez un talon aux fesses, puis reposez-le au sol.
- Amenez l'autre talon, puis reposez-le au sol.
- Enchaînez le mouvement.

CONSEILS FIZZUP - Ne basculez pas sur les côtés, restez bien dans l'axe.

TOUCHÉ DES PIEDS

Muscles travaillés : deltoïdes dorsaux biceps triceps hanches

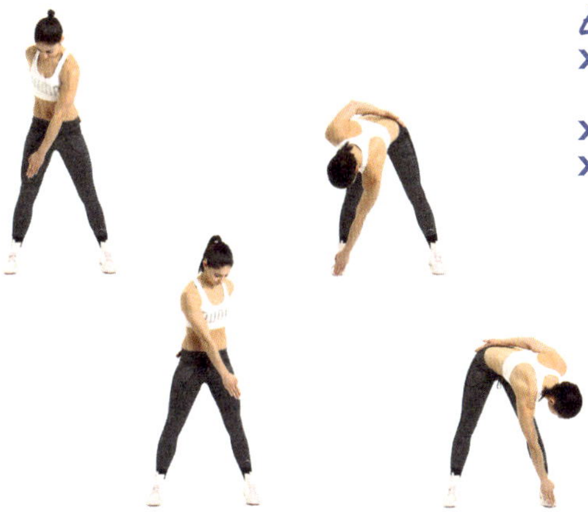

Exécution du mouvement

- Debout, jambes tendues et pieds écartés un peu plus que la largeur des hanches.
- Penchez-vous en avant, regard vers le sol.
- Avec votre main droite, venez toucher votre cheville gauche. Répétez le mouvement en alternant les deux côtés.

CONSEILS FIZZUP - Gardez les jambes tendues tout au long de l'exercice.

RENFORCEMENT MUSCULAIRE >>>

AIR SQUAT

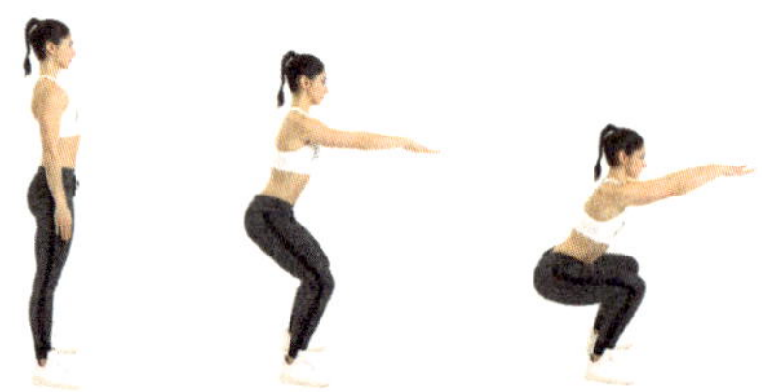

Muscles travaillés : ● *fessiers* ● *cuisses* ● *mollets*

Exécution du mouvement

- Debout, pieds légèrement plus écartés que la largeur des épaules, pointe des pieds légèrement vers l'extérieur.
- Fléchissez les jambes en poussant les fesses vers l'arrière jusqu'à ce que les fesses arrivent à hauteur des genoux.
- Poussez pour revenir en position de départ.

CONSEILS FIZZUP - Regardez droit devant vous, pour ne pas vous pencher en avant. Gardez vos pieds à plat au sol. Contrôlez la descente. Expirez en poussant.

BANANA MASON

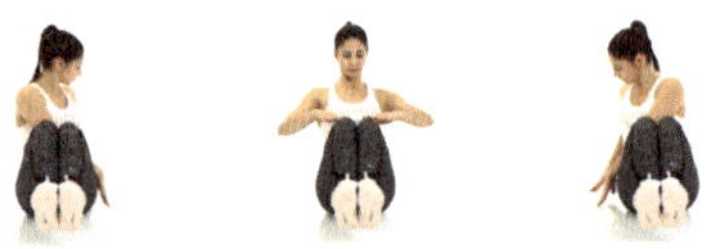

Muscles travaillés : ● *abdominaux obliques*

Exécution du mouvement

- Assise, jambes pliées, décollez vos pieds du sol.
- Votre buste est légèrement penché vers l'arrière.
- Touchez le sol à gauche, puis à droite en enchaînant le mouvement.

CONSEILS FIZZUP - Expirez lorsque vous posez vos mains au sol. Suivez vos mains du regard. Contractez les abdominaux. Contrôlez la vitesse du mouvement.

BIRD DOG DYNAMIQUE

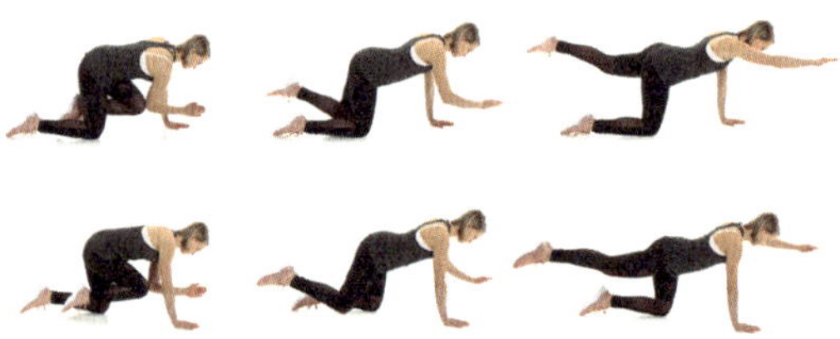

Muscles travaillés : ● *fessiers* ● *abdominaux* ● *épaules*

Exécution du mouvement

- Au sol à 4 pattes, tendez un bras devant et la jambe opposée.
- En même temps, ramenez votre coude opposé au genou plié et enchaînez le mouvement.

CONSEILS FIZZUP - Effectuez le mouvement doucement pour plus d'efficacité. Regardez le sol pour garder votre nuque dans l'axe. Ne levez pas trop haut votre jambe tendue pour éviter de creuser le dos.

CRUNCH JAMBES À L'ÉQUERRE

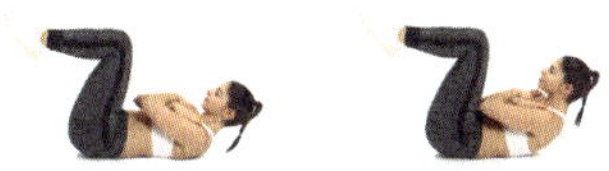

Muscles travaillés : abdominaux

Exécution du mouvement

- Couchée sur le dos, décollez vos pieds du sol et pliez vos jambes à l'équerre.
- Croisez les bras sur votre poitrine.
- Approchez votre buste des genoux en contractant vos abdominaux.
- Revenez lentement en position de départ.

CONSEILS FIZZUP - Expirez en montant, inspirez en descendant. Ne tirez pas sur votre nuque. Contrôlez la vitesse du mouvement.

CRUNCH OBLIQUE COUCHÉ

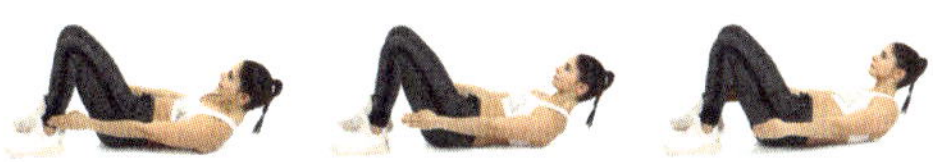

Muscles travaillés : abdominaux obliques

Exécution du mouvement

- Couchée sur le dos, les jambes sont pliées.
- Vos bras sont étendus le long du corps.
- Décollez légèrement les épaules du sol.
- Touchez votre cheville droite avec votre main droite.
- Puis touchez votre cheville gauche avec votre main gauche.

CONSEILS FIZZUP - Ne tirez pas sur votre nuque. Contractez vos abdominaux et rentrez le ventre. Expirez en touchant vos chevilles.

DIPS ARRIÈRE JAMBES PLIÉES

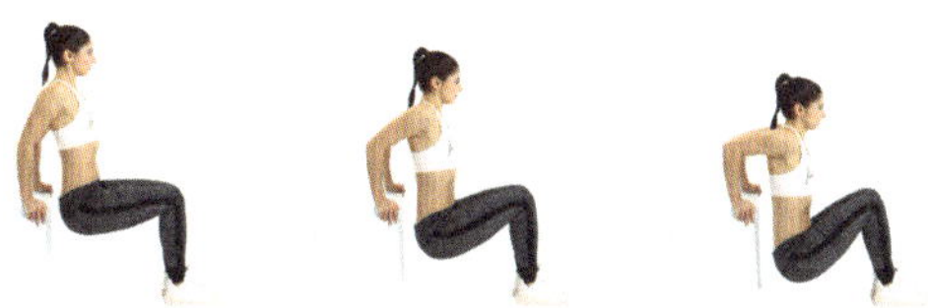

Muscles travaillés : triceps

Exécution du mouvement

- Posez vos mains sur un support placé en hauteur derrière vous (chaise, banc...).
- Vos jambes sont pliées à 90° et vos pieds au sol.
- Pliez les coudes pour descendre.

CONSEILS FIZZUP - Vos épaules descendent à hauteur des coudes. Contrôlez la descente, sans aller trop bas. Expirez en poussant, inspirez en descendant. Ne verrouillez pas vos coudes en position haute.

ÉCARTÉ BRAS EN SAUTANT

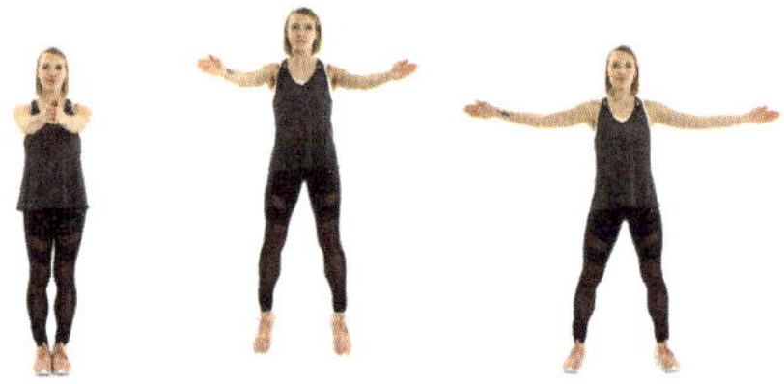

Muscles travaillés : ● *cuisses* ● *adducteurs* ● *mollets* ● ***épaules*** ● *pectoraux*

Exécution du mouvement

- Debout, les bras tendus devant vous, les paumes jointes.
- Sautez en écartant les bras et les jambes.
- Sautez pour revenir en position de départ.
- Enchaînez le mouvement.

CONSEILS FIZZUP - Amortissez les sauts. N'écartez pas trop les jambes lors du saut. Expirez en sautant.

FENTE AVEC MONTÉE DE GENOUX

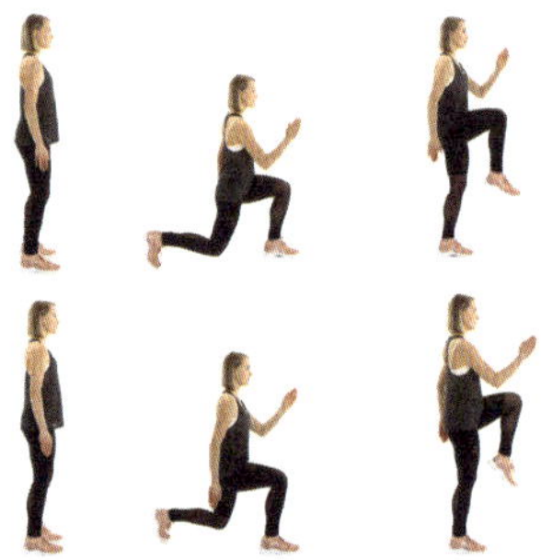

Muscles travaillés : ● *fessiers* ● *cuisses* ● *hanches*

Exécution du mouvement

- Debout, faites un pas en arrière.
- Pliez vos jambes pour amener votre genou arrière au sol, sans le poser à terre.
- Poussez sur vos cuisses pour remonter et enchaînez en montant votre genou arrière à la poitrine.
- Changez de côté en alternant.

CONSEILS FIZZUP - En position basse, le genou de la jambe avant ne dépasse pas votre pointe de pied. Votre genou au sol et votre pied avant ne doivent pas être sur le même axe pour plus d'équilibre. Faites un pas en arrière et non en avant. Montez le genou jusqu'à votre poitrine.

GAINAGE 4 PATTES

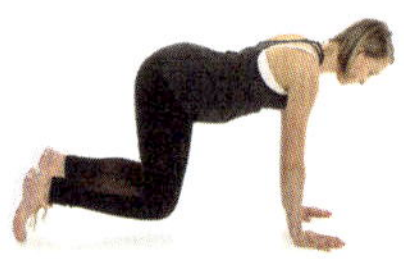

Muscles travaillés : ● *abdominaux* ● ***épaules*** ● *cuisses*

Exécution du mouvement

- À 4 pattes, avec les genoux écartés de la largeur des hanches.
- Vos mains sont positionnées sous vos épaules.
- Décollez vos genoux du sol.
- Rentrez le ventre et contractez les abdominaux.
- Maintenez la position.

CONSEILS FIZZUP - Gardez votre tête dans l'axe de votre colonne vertébrale, le menton légèrement rentré. Inspirez profondément, expirez lentement.

GAINAGE 4 PATTES LEVÉ DE BRAS

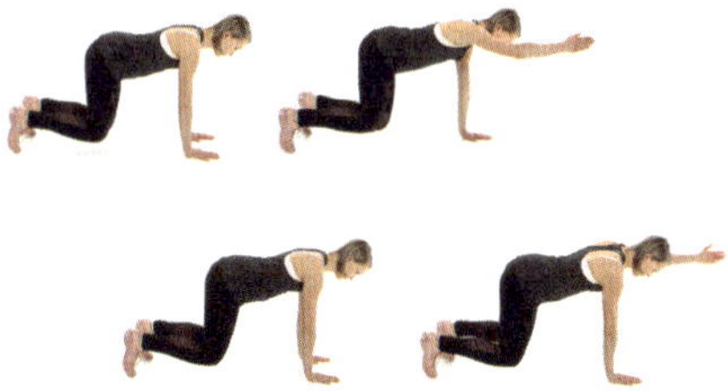

Muscles travaillés : abdominaux, épaules

Exécution du mouvement

- À 4 pattes, avec les genoux écartés de la largeur des hanches.
- Vos mains sont positionnées sous vos épaules.
- Décollez vos genoux du sol.
- Rentrez le ventre et contractez les abdominaux.
- Levez le bras gauche à l'horizontal, puis reposez.
- Répétez le mouvement à droite puis continuez d'alterner.

CONSEILS FIZZUP - Gardez votre tête dans l'axe de votre colonne vertébrale, le menton légèrement rentré. Inspirez profondément, expirez lentement.

GAINAGE 4 PATTES LEVÉ DE JAMBE

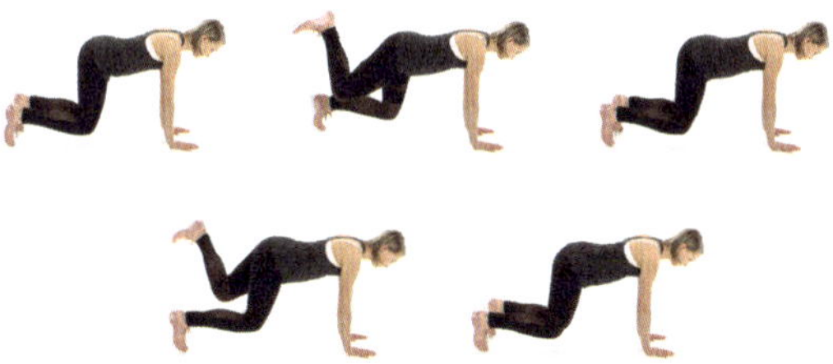

Muscles travaillés : abdominaux, fessiers, quadriceps

Exécution du mouvement

- À 4 pattes, genoux écartés de la largeur des hanches. Les mains sous vos épaules.
- Décollez vos genoux du sol.
- Rentrez le ventre et contractez les abdominaux.
- Levez la jambe gauche à l'horizontal, puis reposez.
- Répétez le mouvement à droite puis continuez d'alterner.

CONSEILS FIZZUP - Gardez votre tête dans l'axe de votre colonne vertébrale, le menton légèrement rentré. Inspirez profondément, expirez lentement.

GAINAGE CHAÎNE POSTÉRIEURE

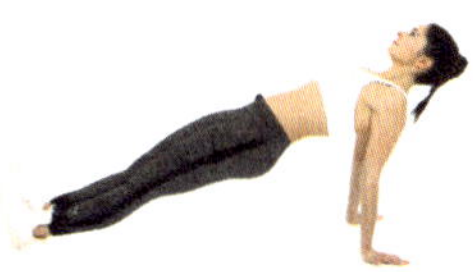

Muscles travaillés : lombaires, fessiers, ischio-jambiers, abdominaux

Exécution du mouvement

- Allongée sur le dos, en appui sur vos mains placées sous vos épaules.
- Vos bras sont tendus.
- Levez votre bassin et contractez vos fesses.
- Maintenez la position.

CONSEILS FIZZUP - Ne bloquez pas votre respiration. Ne tirez pas sur votre nuque. Alignez votre tête, votre poitrine et vos cuisses.

GAINAGE DYNAMIQUE DES OBLIQUES SUR GENOU

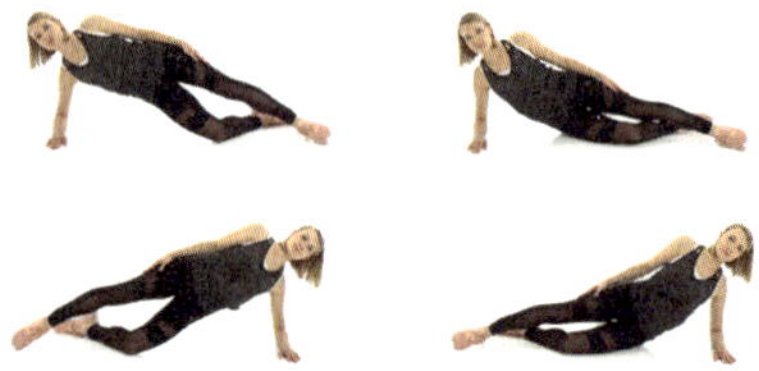

Muscles travaillés : *abdominaux* *adducteurs*

Exécution du mouvement

- Allongez-vous sur le côté, en appui sur votre avant-bras et sur votre jambe au sol.
- Levez votre bassin, avec la jambe supérieure tendue.
- Effectuez des mouvements de bas en haut en baissant vos hanches.
- Changez de côté.

CONSEILS FIZZUP - La tête, les hanches et les pieds doivent être alignés. Ne mettez ni les fesses ni les épaules vers l'arrière ou l'avant. Inspirez en descendant, expirez en montant.

GAINAGE PLANCHE BRAS TENDUS DYNAMIQUE JAMBE LEVÉE

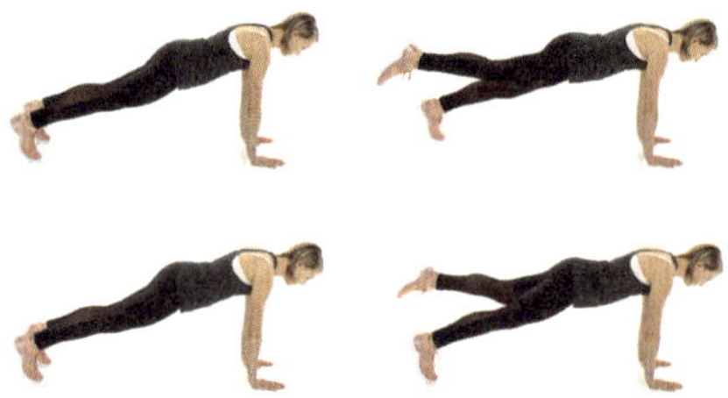

Muscles travaillés : *abdominaux* *fessiers* *adducteurs* ***épaules***

Exécution du mouvement

- Mettez-vous en appui sur vos mains, jambes et bras tendus comme en position haute de pompe.
- Vos mains sont sous vos épaules.
- Vos épaules, vos hanches et vos pieds sont alignés.
- Maintenez la position et levez l'une de vos jambes pour l'amener sur l'extérieur.
- Ramenez la jambe au sol à la position de départ et faites de même avec l'autre jambe.

CONSEILS FIZZUP - Ne bloquez pas votre respiration. Regardez le sol pour ne pas creuser ni la nuque ni le dos. Contractez bien les abdominaux pendant l'exercice.

GAINAGE PLANCHE SUR AVANT-BRAS

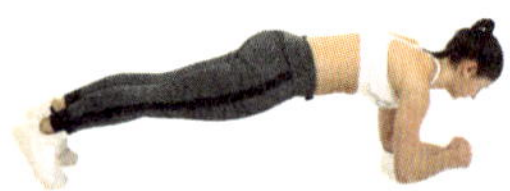

Muscles travaillés : *abdominaux (transverse)* ***épaules***

Exécution du mouvement

- Allongée sur le ventre, en appui sur vos avant-bras et vos pointes de pied.
- Les coudes sont sous vos épaules.
- Levez le bassin pour aligner épaules, fesses et pieds.
- Maintenez la position.

CONSEILS FIZZUP - Ne bloquez pas votre respiration. Ne creusez pas le dos. Rentrez votre nombril.

GAINAGE POSTÉRIEUR GENOU POITRINE

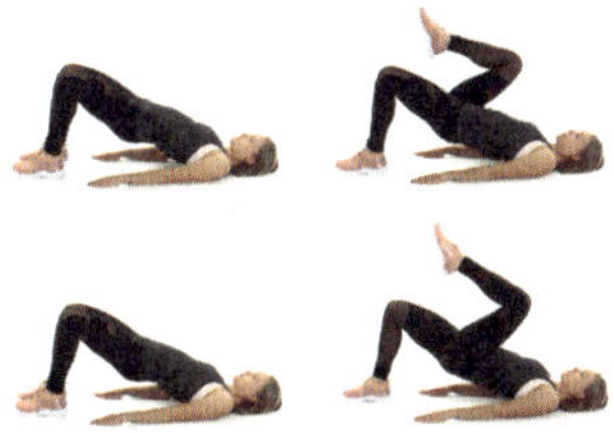

Muscles travaillés : abdominaux lombaires fessiers cuisses

Exécution du mouvement

- Mettez-vous en position haute du relevé de bassin.
- Vos bras sont relâchés le long du corps.
- Amenez un genou plié à votre poitrine.
- Changez de jambe tout en gardant la position haute du relevé de bassin.

CONSEILS FIZZUP - Vos pieds sont à environ 40 cm de vos fesses. Posez doucement votre pied au sol pour éviter les à-coups. Expirez en amenant votre genou à la poitrine.

JUMPING JACK

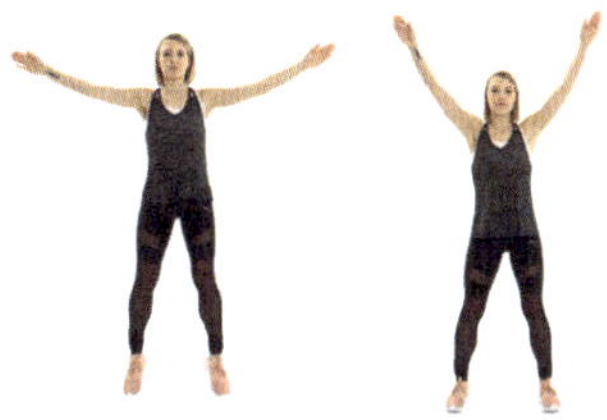

Muscles travaillés : épaules fessiers adducteurs cuisses

Exécution du mouvement

- Debout, pieds serrés et bras le long du corps.
- Sautez en écartant les jambes et en amenant les bras au-dessus de la tête.
- Sautez pour revenir en position de départ.
- Répétez le mouvement à droite puis continuez d'alterner.

CONSEILS FIZZUP - Pendant le saut, écartez vos pieds de la largeur des épaules. Contrôlez la vitesse du mouvement.

LEVÉ DE JAMBE LATÉRAL ALLONGÉ

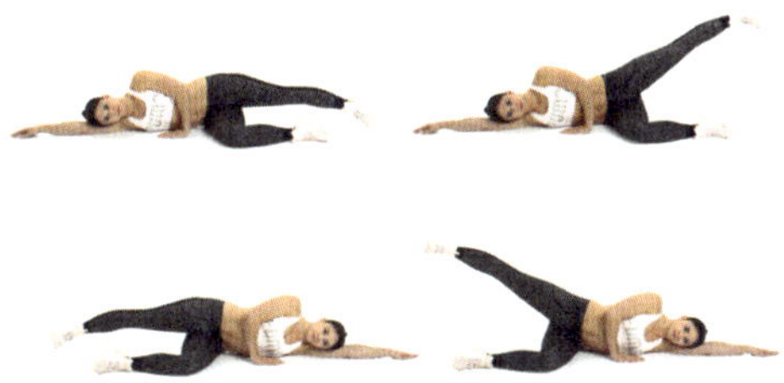

Muscles travaillés : fessiers adducteurs

Exécution du mouvement

- Allongée sur le côté, fléchissez votre genou au sol à 90° vers l'arrière pour un meilleur appui.
- Levez votre jambe supérieure et revenez en position de départ.
- Enchaînez le mouvement.

CONSEILS FIZZUP - Gardez votre jambe levée dans l'axe du corps. Ne montez pas votre jambe trop haut afin de préserver vos adducteurs.

MONTÉE DU BASSIN

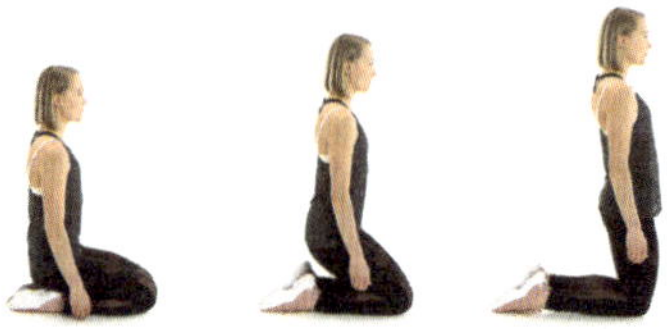

Muscles travaillés : *fessiers* *quadriceps*

Exécution du mouvement

- Assise sur vos genoux, les cuisses serrées, les fesses sur vos talons.
- Engagez vos fessiers afin de soulever vos fesses, et amenez votre tronc à la verticale.
- Une fois vos cuisses à la verticale, redescendez lentement en gardant les fessiers contractés.

CONSEILS FIZZUP - Toute l'action musculaire provient de vos hanches. Contractez vos fessiers tout au long du mouvement. Envoyez votre bassin en avant.

MOUNTAIN CLIMBER

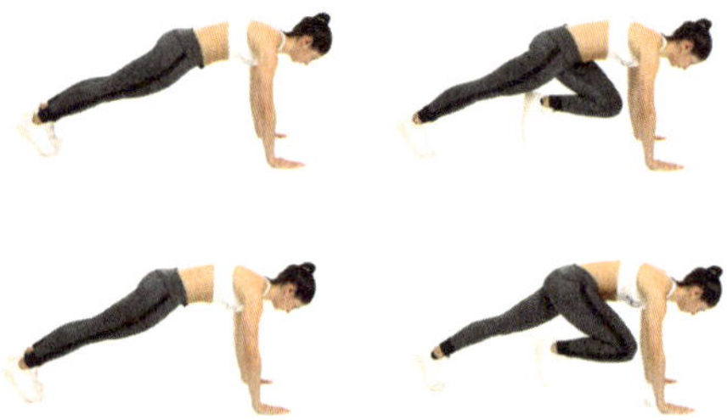

Muscles travaillés : *abdominaux* *fessiers* *cuisses*

Exécution du mouvement

- En position de pompe, bras tendus, jambes tendues, abdominaux contractés.
- Amenez votre genou gauche vers votre poitrine, revenez en position de départ.
- Amenez votre genou droit vers votre poitrine, revenez en position de départ.

CONSEILS FIZZUP - Restez bien gainée pour ne pas creuser le dos. Ne montez pas vos fesses trop haut. Accélérez le mouvement pour plus de difficulté.

MOUVEMENT D'ARLAUD

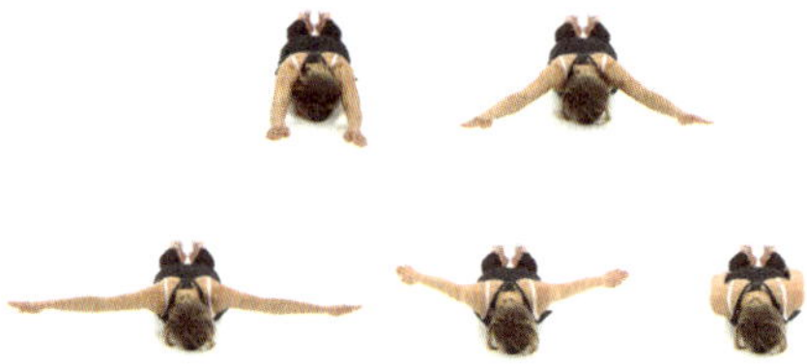

Muscles travaillés : *épaules* *dorsaux*

Exécution du mouvement

- Allongée sur le ventre, relevez légèrement la tête.
- Placez les bras le long du corps.
- Amenez-les au-dessus de votre tête en faisant un demi-cercle.
- Revenez en position de départ en faisant le mouvement retour.

CONSEILS FIZZUP - Contrôlez la vitesse du mouvement. Gardez vos pieds au sol. Ne creusez pas le bas de votre dos. Gardez toujours vos bras tendus.

PLANCHE JACK

Muscles travaillés : abdominaux fessiers adducteurs

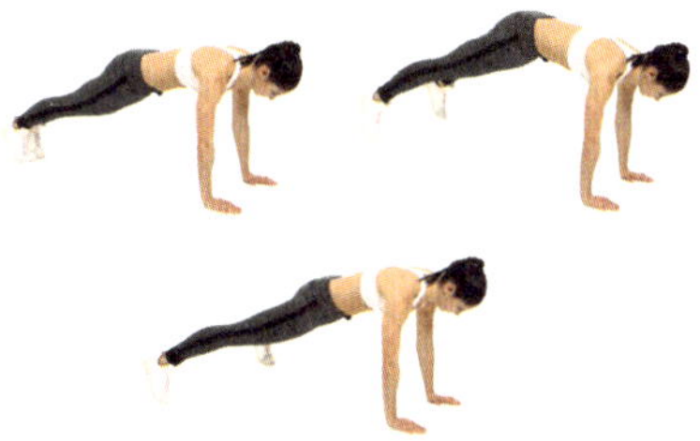

Exécution du mouvement

- Position de pompe haute, bras et jambes tendus, pieds joints.
- Écartez vos pieds en sautant.
- Revenez en position de départ en sautant.

CONSEILS FIZZUP - Contractez les abdominaux pour amortir le saut. Expirez en écartant les jambes.

POMPE SUR LES GENOUX

Muscles travaillés : triceps pectoraux épaules

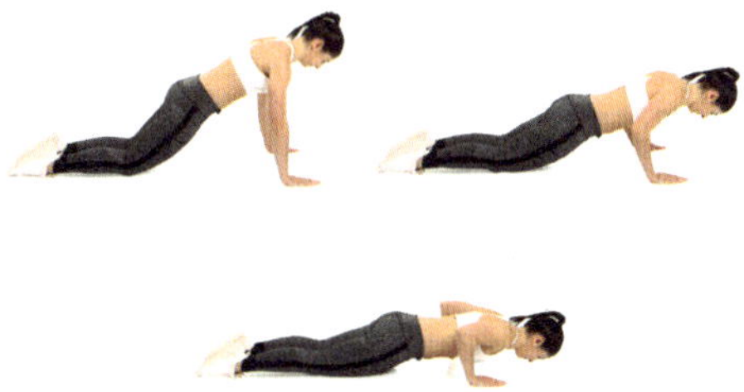

Exécution du mouvement

- En appui sur vos mains et sur vos genoux.
- Bras tendus et mains sous vos épaules.
- Fléchissez les bras et amenez la poitrine proche du sol.
- Poussez sur vos bras pour revenir en position de départ.

CONSEILS FIZZUP - Contractez les abdominaux et restez bien gainée. Alignez le buste, le bassin et les cuisses. Ne creusez jamais le bas du dos. Inspirez en descendant, expirez en poussant.

POMPE GENOUX CHAISE

Muscles travaillés : triceps pectoraux épaules

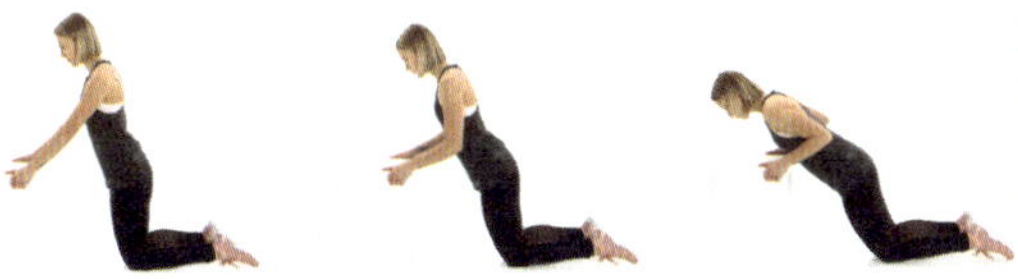

Exécution du mouvement

- Placez une chaise devant vous et mettez-vous à genoux.
- Dos droit, mains posées sur la chaise.
- Fléchissez les bras en ramenant le buste proche de la chaise.
- Poussez sur les bras pour revenir en position de départ.

CONSEILS FIZZUP - Ne creusez pas le bas du dos. Contractez les abdominaux. Expirez en poussant.

PONT ARRIÈRE DYNAMIQUE

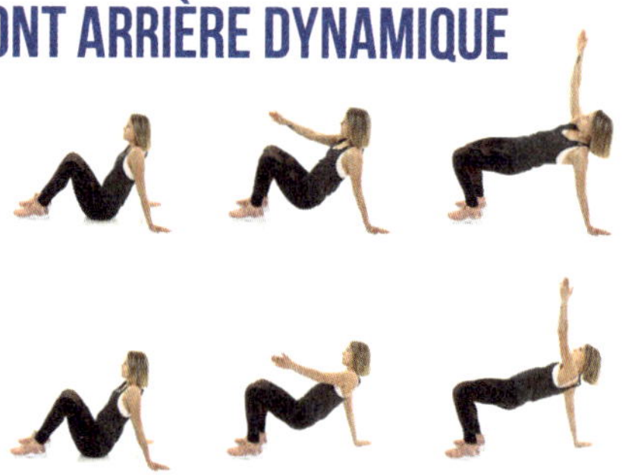

Muscles travaillés : *fessiers* *lombaires* *ischio-jambiers* *abdominaux*

Exécution du mouvement

- Assise, genoux pliés, placez vos mains derrière vous.
- Tendez vos bras et soulevez les hanches.
- Descendez les fesses presque au niveau du sol.
- Remontez les fesses à hauteur des épaules.
- Effectuez plusieurs allers-retours.

CONSEILS FIZZUP - Contractez les abdominaux et les fessiers. Regardez vers l'avant.

RELEVÉ DE BASSIN

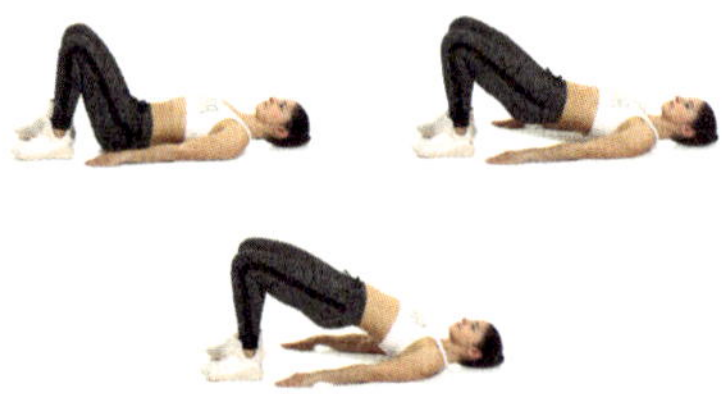

Muscles travaillés : *fessiers* *ischio-jambiers*

Exécution du mouvement

- Allongée sur le dos, pliez vos jambes.
- Vos bras sont relâchés le long du corps.
- Montez votre bassin et vos fesses, maintenez pendant 2 secondes la position.
- Redescendez votre bassin puis enchaînez le mouvement.

CONSEILS FIZZUP - Vos pieds sont à plat au sol à environ 50 cm de vos fesses. Contrôlez la descente. Expirez en montant, inspirez en descendant.

RELEVÉ DE BASSIN SUR UNE JAMBE

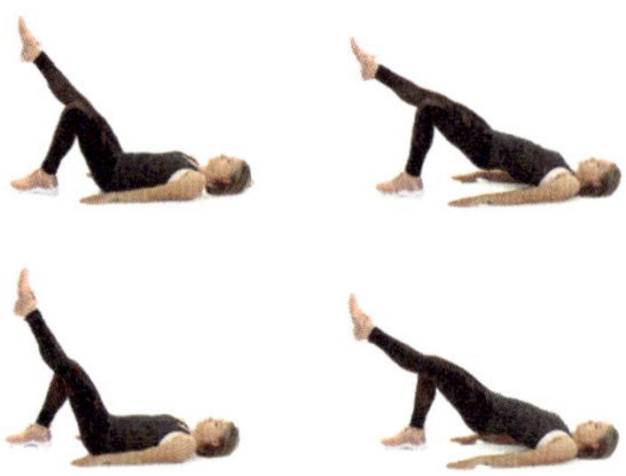

Muscles travaillés : *fessiers* *ischio-jambiers*

Exécution du mouvement

- Allongée sur le dos, pliez vos jambes.
- Vos bras sont relâchés le long du corps.
- Levez une jambe dans l'axe de vos cuisses et levez votre bassin.
- Décollez au maximum les fesses du sol pour que les épaules, hanches et pieds soient alignés.
- Maintenez pendant 2 secondes la position.
- Redescendez doucement et enchaînez le mouvement.

CONSEILS FIZZUP - Vos pieds sont à environ 50 cm de vos fesses. Gardez le cou, les épaules et le dos relâchés. Expirez en montant, inspirez en descendant.

RELEVÉ DE BASSIN POINTES DE PIEDS

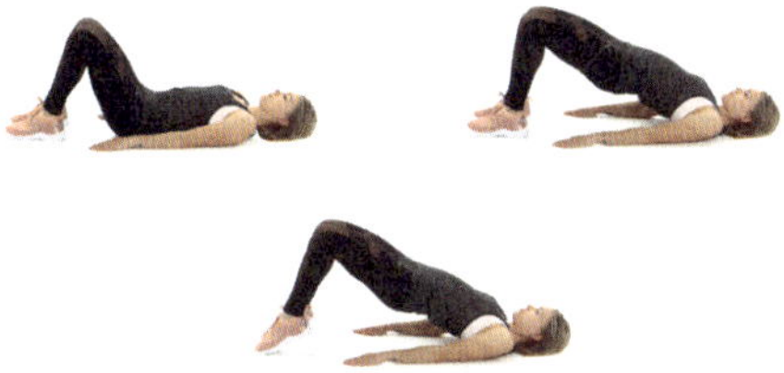

Muscles travaillés : fessiers ischio-jambiers mollets

Exécution du mouvement

- Allongée sur le dos, pliez vos jambes.
- Vos bras sont relâchés le long du corps.
- Montez votre bassin et vos fesses, puis mettez-vous sur la pointe des pieds.
- Reposez vos pieds à plat au sol puis redescendez votre bassin.
- Enchaînez le mouvement.

CONSEILS FIZZUP - Vos pieds sont à environ 50 cm des fesses. Contractez vos fessiers pour un travail optimal. Contrôlez la descente. Expirez en montant, inspirez en descendant.

RELEVÉ DE JAMBE ARRIÈRE

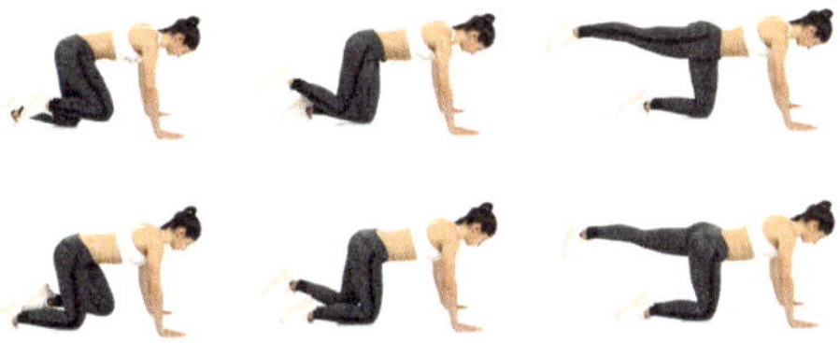

Muscles travaillés : fessiers ischio-jambiers

Exécution du mouvement

- À 4 pattes, tendez la jambe vers l'arrière.
- Votre talon doit être à hauteur des fesses en position haute.
- Ramenez votre genou vers votre buste.
- Enchaînez le mouvement.

CONSEILS FIZZUP - Ne montez pas trop haut la jambe arrière afin de ne pas creuser votre dos. Regardez le sol devant vous pour garder votre nuque dans l'axe du dos. Contractez vos abdominaux. Contrôlez la phase de retour.

SPRINT

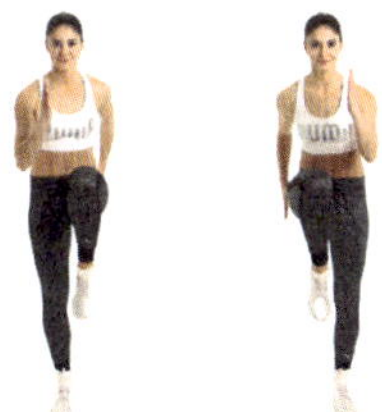

Muscles travaillés : fessiers cuisses mollets

Exécution du mouvement

- Courez le plus rapidement possible sur place.

CONSEILS FIZZUP - Ne bloquez pas votre respiration. Accompagnez le mouvement de vos bras.

SQUAT AVEC MONTÉE DE GENOUX

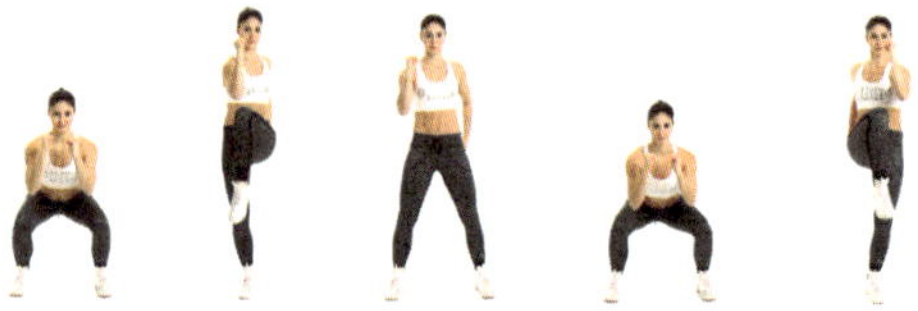

Muscles travaillés : *fessiers* *cuisses* *mollets*

Exécution du mouvement

- Debout, pieds légèrement plus écartés que la largeur des épaules, pointes des pieds vers l'extérieur.
- Fléchissez les jambes en poussant les fesses vers l'arrière et descendez jusqu'à ce qu'elles arrivent à hauteur des genoux.
- Remontez et montez un genou vers son coude opposé, puis enchaînez en alternant de genou.

CONSEILS FIZZUP - Gardez les genoux dans l'alignement des pointes de pied. Regardez devant vous sans vous pencher. Inspirez en descendant, expirez en remontant.

SQUAT COUP DE POING

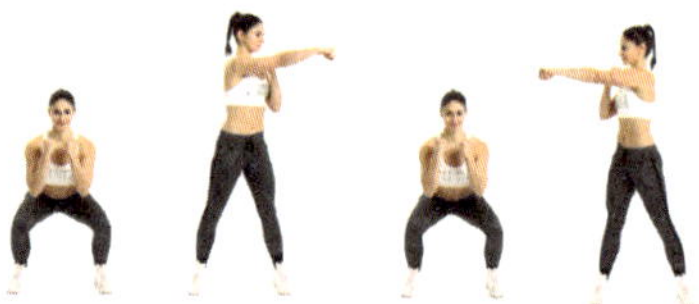

Muscles travaillés : *fessiers* *cuisses* *triceps* *épaules* *mollets*

Exécution du mouvement

- Debout, pieds un peu plus écartés que la largeur des épaules, pointes des pieds vers l'extérieur, mettez vos points devant le visage.
- Fléchissez les jambes en poussant les fesses vers l'arrière et descendez jusqu'à ce qu'elles arrivent à hauteur des genoux.
- Remontez en donnant un coup de poing de chaque côté et enchaînez un squat et les coups de poing.

CONSEILS FIZZUP - Gardez les genoux dans l'alignement des pointes de pied. Regardez devant vous sans vous pencher. Inspirez en descendant, soufflez en donnant les coups de poing.

SQUAT POINTES DE PIEDS

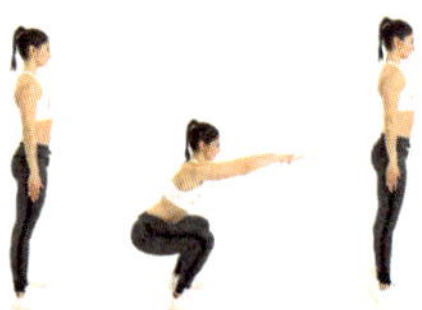

Muscles travaillés : *fessiers* *cuisses* *mollets*

Exécution du mouvement

- Debout, pieds un peu plus écartés que la largeur des épaules, pointes des pieds orientées vers l'extérieur.
- Fléchissez les jambes en poussant les fesses vers l'arrière et descendez jusqu'à ce qu'elles arrivent à hauteur des genoux.
- Remontez et montez un genou vers son coude opposé, puis enchaînez en alternant de genou.

CONSEILS FIZZUP - Gardez les genoux dans l'alignement des pointes de pied. Regardez devant vous sans vous pencher. Inspirez en descendant, soufflez en donnant les coups de poing.

SQUAT SAUTÉ

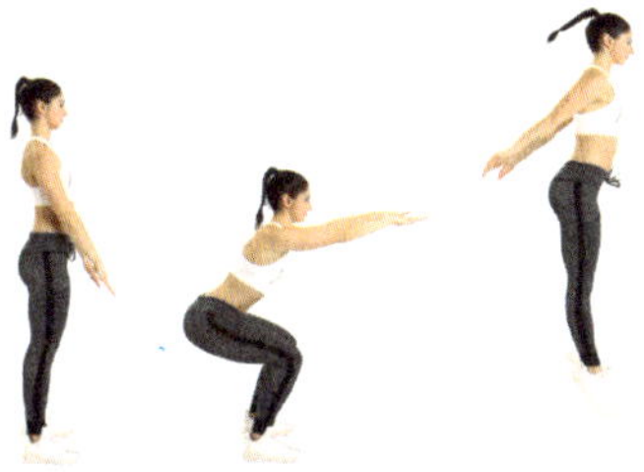

Muscles travaillés : *fessiers* *cuisses* *mollets* *ischio-jambiers*

Exécution du mouvement

- Debout, pieds écartés de la largeur des épaules.
- Pointes des pieds légèrement orientées vers l'extérieur et les talons au sol.
- Fléchissez les jambes en poussant les fesses vers l'arrière.
- Descendez en baissant vos fesses jusqu'à hauteur des genoux.
- Poussez sur vos cuisses et sautez le plus haut possible.

CONSEILS FIZZUP - Gardez les genoux dans l'axe des pointes de pied pendant la descente. Restez bien gainée et contrôlez la descente. Atterrissez en amortissant le saut. Expirez en poussant et sautant.

SQUAT SUMO

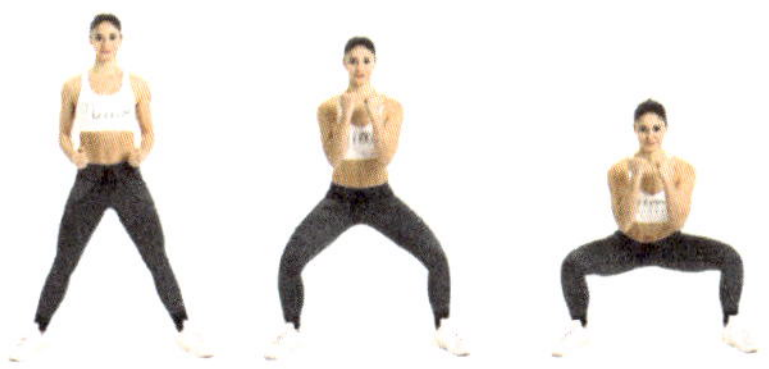

Muscles travaillés : *fessiers* *quadriceps* *mollets* *adducteurs*

Exécution du mouvement

- Debout, avec un écartement de pieds une fois et demie plus large que vos hanches.
- Pointez vos orteils vers l'extérieur.
- Réalisez un squat en fléchissant les genoux et en poussant vos hanches en arrière.
- Une fois vos cuisses parallèles au sol, revenez à la position de départ en poussant sur vos cuisses.

CONSEILS FIZZUP - Gardez les genoux dans l'alignement des pointes de pied. Regardez droit devant vous, ne penchez pas votre dos en avant. Gardez les pieds à plat au sol. Contrôlez la descente. Expirez en poussant.

SQUAT VERS PLANCHE

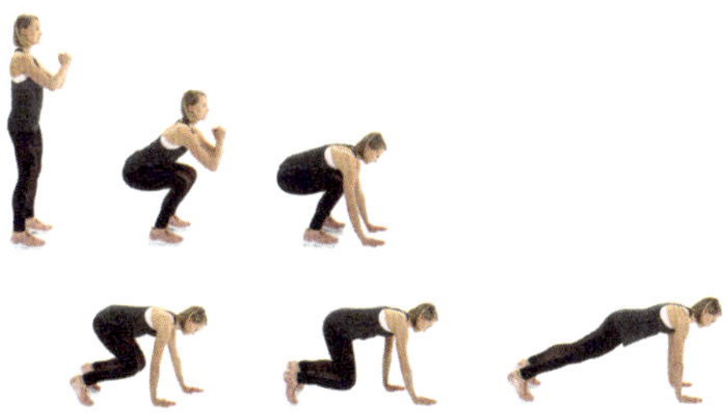

Muscles travaillés : *cuisses* *épaules* *fessiers* *abdominaux*

Exécution du mouvement

- Debout, pliez vos jambes comme en position basse d'un squat.
- En position basse, posez vos mains au sol.
- Faites des petits pas en avant avec vos mains.
- Avancez jusqu'en position haute des pompes.
- Revenez en position de départ de la même façon.

CONSEILS FIZZUP - Pliez bien vos jambes pour poser les mains au sol. En position basse, contractez vos abdominaux.

SQUAT VERS POMPE

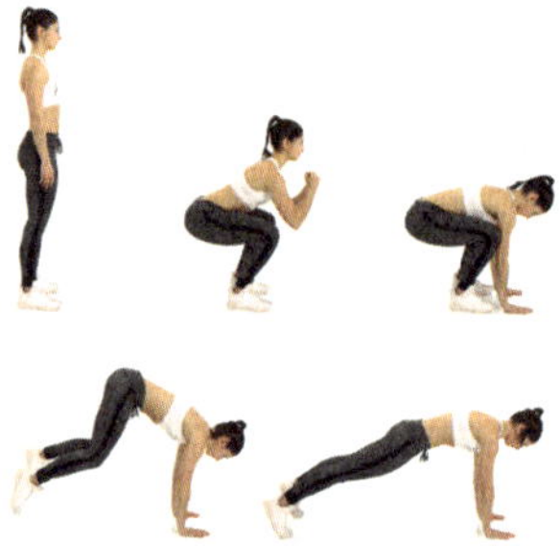

Muscles travaillés : ● *fessiers* ● *cuisses* ● *mollets* ● *épaules*

Exécution du mouvement

- Debout, jambes écartées de la largeur des épaules.
- Descendez en position basse du squat.
- Posez vos mains au sol devant vous.
- Lancez vos pieds vers l'arrière en sautant.
- Vous êtes désormais en position haute de pompe.
- Revenez en position de départ de la même manière.

CONSEILS FIZZUP - Pliez les jambes pour poser les mains au sol. Contractez les abdominaux pour ne pas creuser le dos.

SUPERMAN DYNAMIQUE

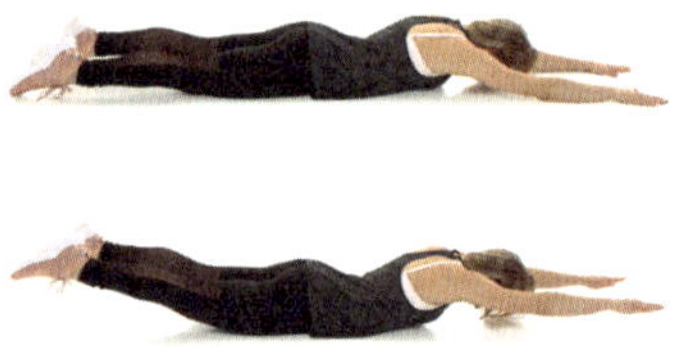

Muscles travaillés : ● *fessiers* ● *trapèzes* ● *dorsaux* ● *lombaires*

Exécution du mouvement

- Allongée sur le ventre au sol ou sur un tapis.
- Vos bras et vos jambes sont complètement tendus devant votre tête.
- Élevez simultanément les bras, les jambes et la poitrine du sol.
- Maintenez la position haute pendant 2 secondes.
- Lentement, abaissez les bras, les jambes et la poitrine pour retourner en position de départ.
- Enchaînez le mouvement sans faire de pause.

CONSEILS FIZZUP - Contractez le bas du dos pour obtenir les meilleurs résultats. Expirez pendant l'élévation, inspirez en revenant au sol.

TALONS-FESSES

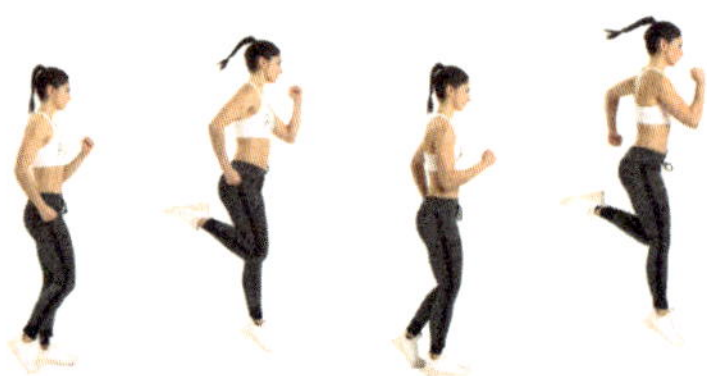

Muscles travaillés : ● *fessiers* ● *cuisses*

Exécution du mouvement

- Debout, courez sur place.
- Amenez vos talons aux fesses à chaque foulée.

CONSEILS FIZZUP - Amortissez vos foulées pour moins de chocs.

TOTAL BODY EXTENSION

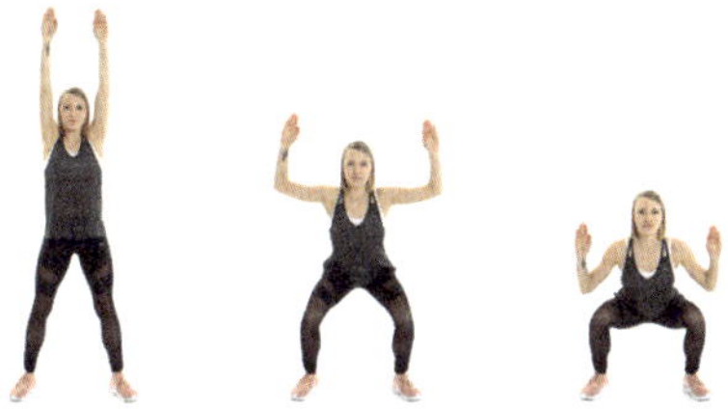

Muscles travaillés : fessiers, cuisses, épaules, abdominaux, triceps, trapèzes

Exécution du mouvement

- Debout, écartez les jambes de la largeur des épaules.
- Vos bras sont pliés et vos mains au niveau du visage.
- Faites un squat puis remontez.
- Une fois en haut, tendez les bras vers le ciel.
- Recommencez et enchaînez le mouvement.

CONSEILS FIZZUP - Expirez en remontant. En position basse, vos genoux ne dépassent pas vos pointes de pied.

T-RAISE

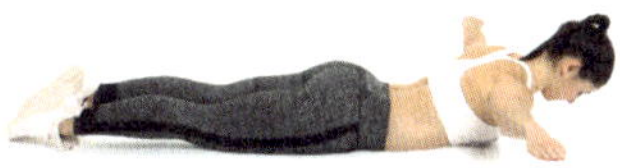

Muscles travaillés : épaules, dorsaux, abdominaux

Exécution du mouvement

- Allongez-vous sur le ventre.
- Tendez les bras sur les côtés, en croix avec les mains dans l'axe des coudes.
- Votre corps doit former un « T » au sol.
- Gainez vos abdominaux, levez légèrement le front, soulevez les bras tendus.
- Maintenez cette position en contractant les muscles du dos.

CONSEILS FIZZUP - Une serviette pliée peut être placée sous les hanches pour préserver le dos. Ne prenez pas d'élan, l'amplitude du mouvement est minime.

X MOUNTAIN CLIMBER

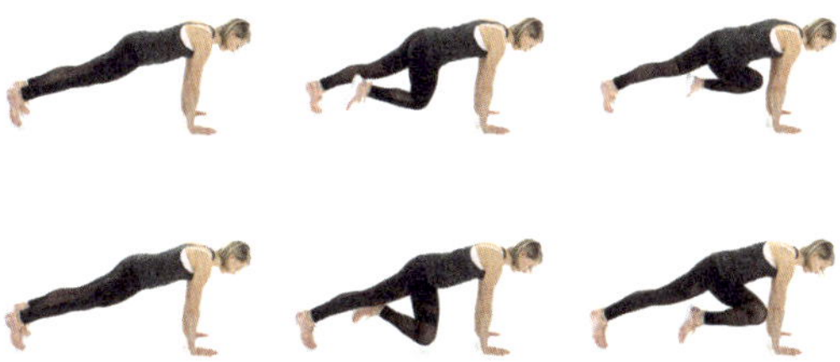

Muscles travaillés : abdominaux, fessiers, cuisses

Exécution du mouvement

- En position haute de pompe, bras et jambes tendus.
- Amenez votre genou gauche vers votre coude droit.
- Revenez en position initiale.
- Amenez votre genou droit vers votre coude gauche.
- Revenez en position initiale et enchaînez le mouvement.

CONSEILS FIZZUP - Contractez les abdominaux pour ne pas creuser le dos. Ne montez pas vos fesses trop haut. Accélérez le mouvement en sautant pour plus de difficulté.

STRETCHING >>>

ASSOUPLISSEMENT DE LA NUQUE

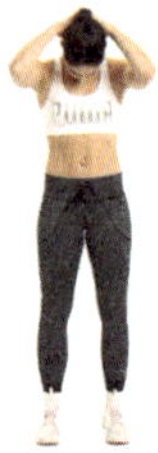

Muscles travaillés : *trapézoïdes*

Exécution du mouvement

- Debout, gardez le dos bien droit.
- Penchez la tête pour rapprocher votre menton de votre buste.

CONSEILS FIZZUP - Expirez en étirant votre nuque sans à-coups. Ne forcez pas, une légère tension suffit.

ASSOUPLISSEMENT DE LA TAILLE

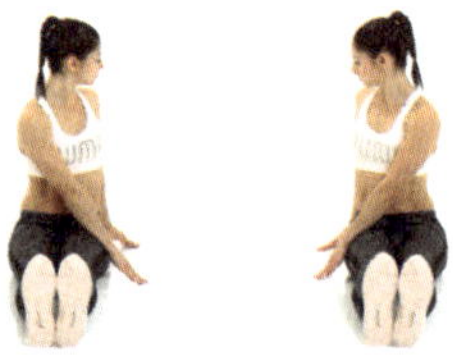

Muscles travaillés : *hanches* *dorsaux* *abdominaux*

Exécution du mouvement

- Assise, jambes tendues ou croisées devant vous.
- Faites une rotation du buste vers la droite.
- Posez vos mains au sol sur la droite et vers l'arrière.
- Maintenez la position et changez de côté.

CONSEILS FIZZUP - Votre buste doit rester droit et vertical. Expirez en étirant le muscle sans à-coups. Ne forcez pas, une légère tension suffit.

CHAT CHAMEAU

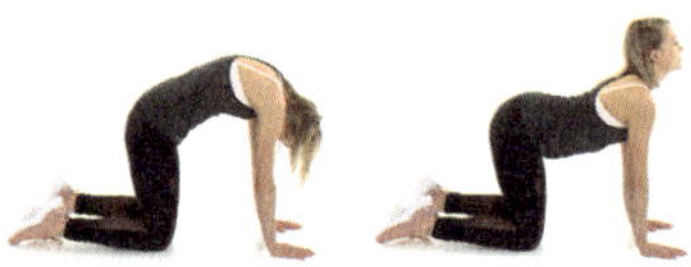

Muscles travaillés : *dorsaux* *lombaires* *abdominaux*

Exécution du mouvement

- Mettez-vous à 4 pattes.
- Faites le dos rond en enroulant la nuque.
- Puis faites le dos creux en regardant en l'air.
- Répétez doucement l'enchaînement.

CONSEILS FIZZUP - Accompagnez le mouvement avec votre regard. Mobilisez bien le bas du dos. Expirez en creusant votre dos.

ÉTIREMENT ADDUCTEURS ASSIS JAMBES PLIÉES

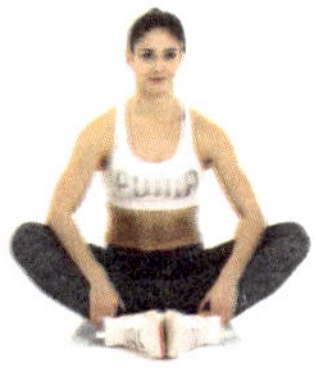

Muscles travaillés : ● **adducteurs** ● quadriceps

Exécution du mouvement

- Assise, vos jambes sont pliées sur le côté.
- Vos plantes de pied sont collées l'une à l'autre.
- Posez les coudes sur vos genoux.
- Saisissez vos chevilles avec vos mains.
- Exercez une légère pression sur vos genoux avec vos coudes.

CONSEILS FIZZUP - Votre buste est bien droit et redressé. Ne forcez pas, une légère tension suffit.

ÉTIREMENT ADDUCTEURS SUMO

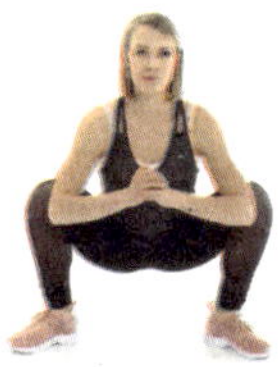

Muscles travaillés : ● **adducteurs** ● fessiers ● quadriceps ● hanches

Exécution du mouvement

- Debout, position de pieds plus large que la largeur des épaules.
- Descendez dans un squat à la parallèle, placez les coudes sur la partie médiale des genoux.
- Rapprochez les paumes des mains. Les orteils pointent vers l'extérieur.
- Maintenir la position neutre de la colonne vertébrale.

CONSEILS FIZZUP - Ne forcez pas dans la douleur. Descendez au moins à la parallèle pour le squat. Poussez gentiment avec vos coudes sur vos genoux.

ÉTIREMENT AVANT-BRAS À GENOUX

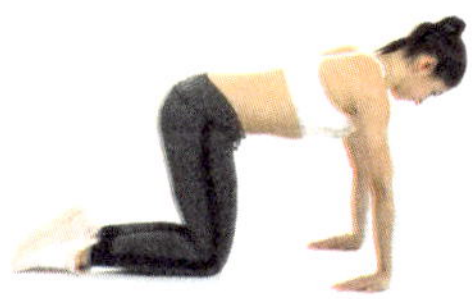

Muscles travaillés : ● avant-bras ● biceps

Exécution du mouvement

- À 4 pattes, vos doigts pointent vers vos genoux.
- Vous devez sentir une légère tension dans les avant-bras.

CONSEILS FIZZUP - Les bras sont écartés de la largeur des épaules. Une légère tension suffit, ne donnez pas d'à-coups.

ÉTIREMENT BAS DU DOS EN BOULE

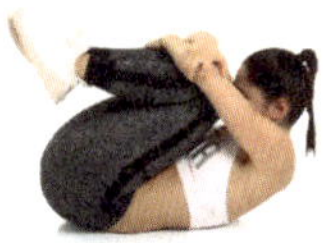

Muscles travaillés : fessiers lombaires

Exécution du mouvement

- Allongée sur le dos, mettez-vous en boule.
- Prenez vos genoux dans vos bras.
- Exercez une légère tension avec vos bras.

CONSEILS FIZZUP - Expirez en étirant votre dos sans à-coups. Ne forcez pas, une légère tension suffit. Relâchez le bas du dos.

ÉTIREMENT BUSTE EN ARRIÈRE

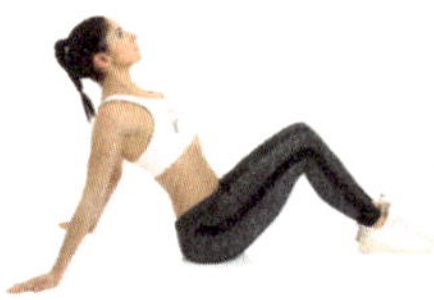

Muscles travaillés : deltoïdes abdominaux pectoraux

Exécution du mouvement

- Assise les jambes pliées, vos pieds sont au sol.
- Placez vos mains derrière vous, vos doigts pointent vers l'arrière.
- Regardez en haut devant vous.
- Sortez la poitrine.

CONSEILS FIZZUP - Vos mains sont posées au sol, écartées de la largeur des épaules. Ne forcez pas, une légère tension suffit. Si cet étirement est trop facile, placez vos mains plus loin derrière vous.

ÉTIREMENT DE LA CUISSE

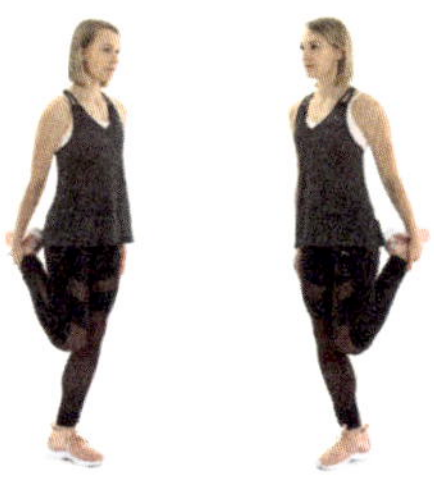

Muscles travaillés : quadriceps

Exécution du mouvement

- Debout, pliez une jambe en amenant le talon aux fesses.
- Attrapez le pied avec votre main.
- Tirez légèrement le genou vers l'arrière.
- Maintenez la position et changez de côté.

CONSEILS FIZZUP - Contractez vos abdominaux. Vos genoux restent dans l'axe. Ne forcez pas, une légère tension suffit.

ÉTIREMENT DU DOS LATÉRALEMENT

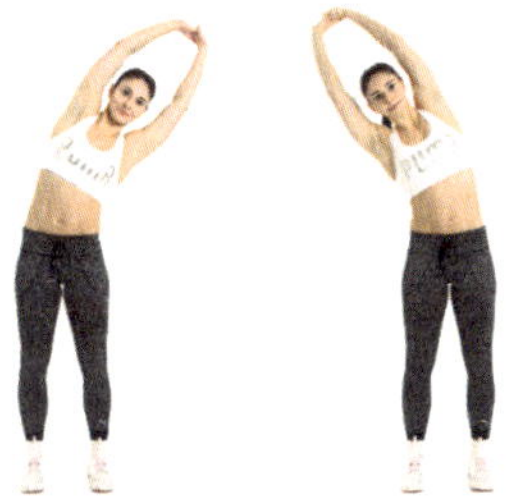

Muscles travaillés : dorsaux deltoïdes hanches

Exécution du mouvement

- Debout, jambes écartées de la largeur des épaules.
- Levez et tendez les bras au-dessus de la tête.
- Inclinez le buste sur le côté.
- Maintenez la position et changez de côté.

CONSEILS FIZZUP - Expirez en vous étirant sur le côté. Ne forcez pas, une légère tension suffit.

ÉTIREMENT FESSIERS ASSIS

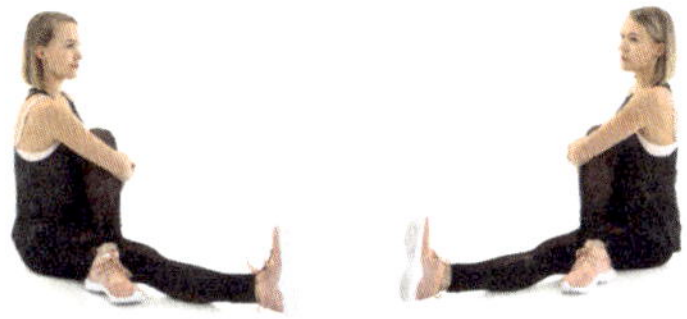

Muscles travaillés : fessiers hanches

Exécution du mouvement

- Assise, les jambes tendues, pliez votre jambe gauche.
- Placez votre pied gauche à la droite de votre genou droit.
- Rapprochez le genou plié avec votre main vers votre buste.
- Maintenez la position et changez de côté.

CONSEILS FIZZUP - Expirez en étirant le muscle sans à-coups. Ne forcez pas, une légère tension suffit.

ÉTIREMENT HAUT DU DOS

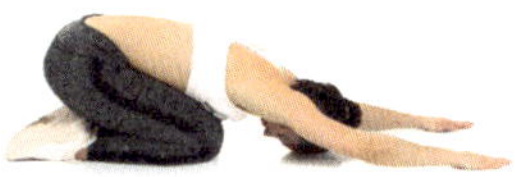

Muscles travaillés : dorsaux deltoïdes grand rond petit rond infra-épineux lombaires

Exécution du mouvement

- À genoux, fesses sur les talons, tendez les deux bras au sol.
- Essayez d'aller chercher le plus loin possible au sol.
- Votre tête est rentrée entre vos bras.

CONSEILS FIZZUP - Tendez vos bras dans le prolongement de votre buste. Gardez vos fesses sur vos talons. Regardez le sol, respirez lentement.

ÉTIREMENT MOLLETS DEBOUT

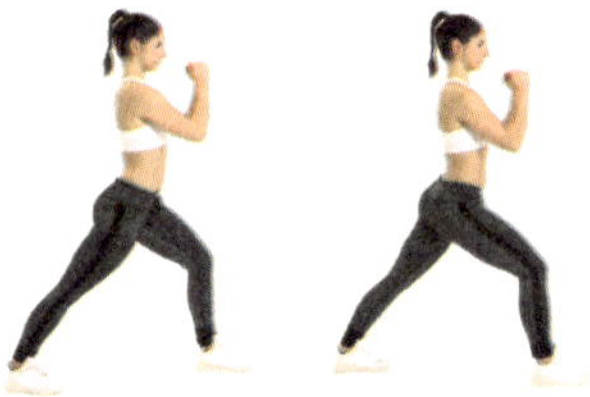

Muscles travaillés : mollets

Exécution du mouvement

- Debout, avancez une jambe d'un pas.
- Tendez votre jambe arrière.
- Fléchissez légèrement la jambe avant.
- Maintenez la position et changez de côté.

CONSEILS FIZZUP - Gardez vos talons au sol. Expirez en étirant le muscle sans à-coups. Ne forcez pas, une légère tension suffit.

ÉTIREMENT TRICEPS

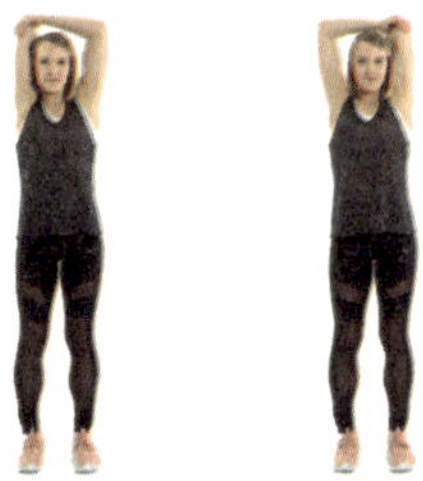

Muscles travaillés : triceps

Exécution du mouvement

- Debout, pliez votre bras derrière la tête.
- Attrapez votre coude avec votre main opposée et tirez-le légèrement.
- Maintenez la position et changez de côté.

CONSEILS FIZZUP - Expirez en étirant le muscle sans à-coups. Ne forcez pas, une légère tension suffit.

EXTENSION TOTALE COUCHÉE

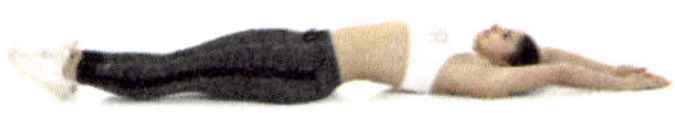

Muscles travaillés : dorsaux deltoïdes ischio-jambiers abdominaux

Exécution du mouvement

- Allongée au sol, jambes tendues, bras tendus au-dessus de vous.
- Étirez votre corps en tirant votre crâne et vos orteils de manière opposée.
- Expirez longuement lorsque vous vous étirez.

CONSEILS FIZZUP - Grandissez-vous pour un étirement maximal de tous vos muscles. Fermez vos yeux pour plus de relâchement.

SOUPLESSE DES ÉPAULES

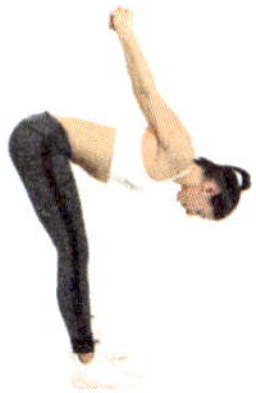

Muscles travaillés : ● *deltoïdes* ● *ischio-jambiers*

Exécution du mouvement

- Debout, pieds écartés de la largeur des épaules.
- Attrapez vos mains derrière vous en bas du dos
- Fléchissez légèrement les genoux et penchez-vous vers l'avant.
- Levez les bras avec vos mains tenues.
- Maintenez la position.

CONSEILS FIZZUP - Gardez les jambes légèrement fléchies. Expirez en vous étirant sans à-coups. Ne forcez pas, une légère tension suffit.

SOUPLESSE DU BUSTE

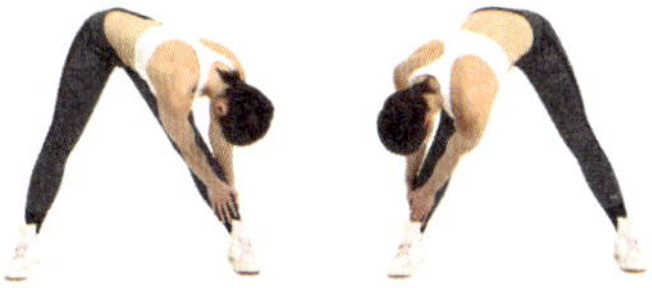

Muscles travaillés : ● *deltoïdes* ● *hanches* ● *abdominaux* ● *dorsaux* ● *grand rond* ● *petit rond* ● *infra-épineux*

Exécution du mouvement

- Debout, écartez vos jambes.
- Penchez-vous vers l'avant et le côté.
- Touchez votre cheville droite avec les 2 mains.
- Maintenez la position et changez de côté.

CONSEILS FIZZUP - Écartez bien vos jambes. Expirez en vous étirant sans à-coups. Ne forcez pas, une légère tension suffit.

RECETTES

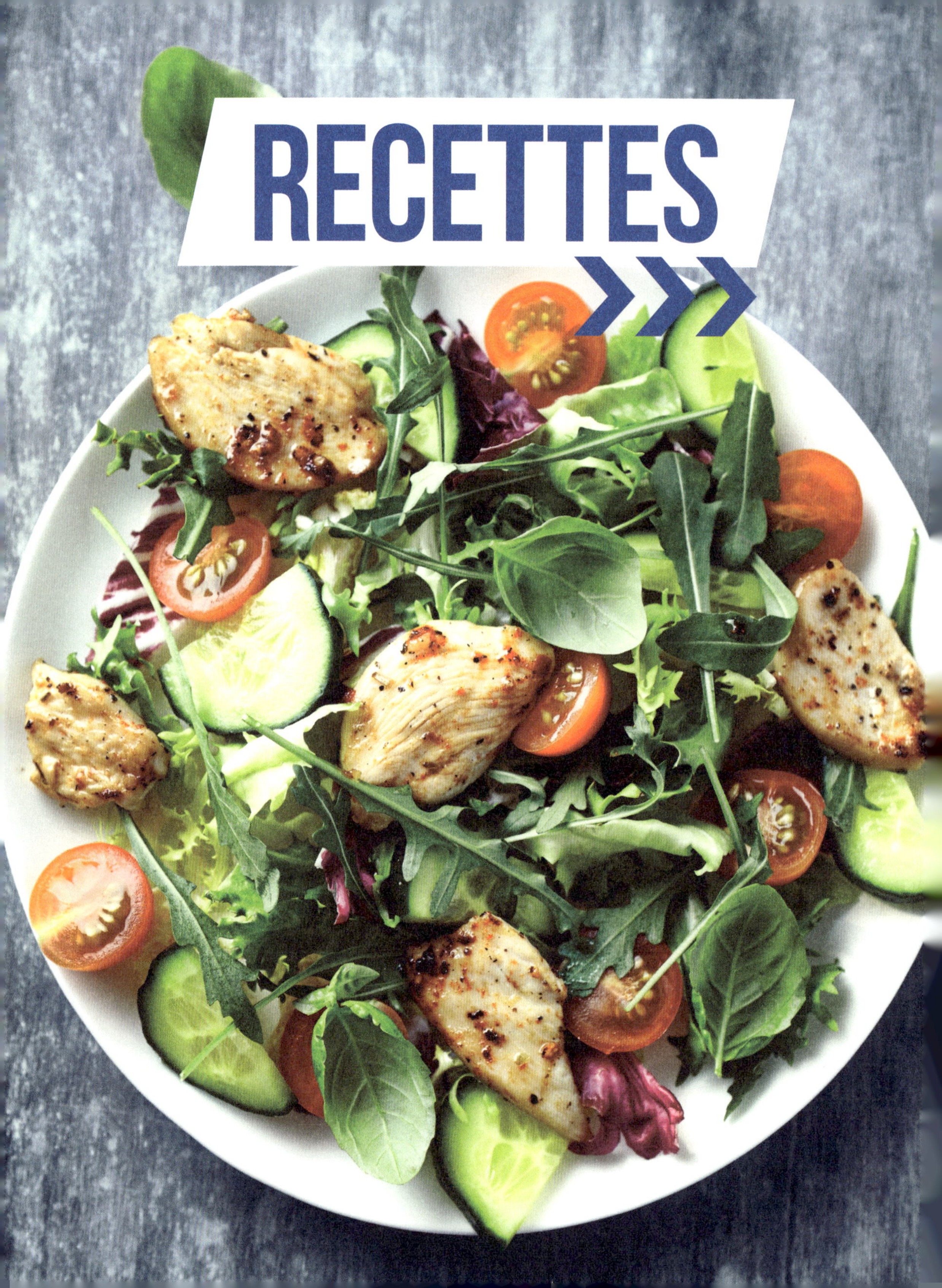

Pour bien manger, il faut un peu d'organisation, un peu de temps et des bonnes recettes. FizzUp partage avec vous ses recettes les plus populaires qui associent plaisir des papilles, rapidité et simplicité de réalisation avec un équilibre nutritionnel respecté.

Chacune des 48 idées de recettes détaille les ingrédients, le mode et les conseils de préparation, ainsi que les valeurs nutritionnelles (glucides, protéines, lipides, calories). Chaque recette est majoritairement construite pour une portion, c'est-à-dire, pour une personne, et pour un repas. Tous les ingrédients se trouvent facilement dans n'importe quel commerce !

Vous trouverez des idées de recettes pour l'intégralité de la journée :
- petits déjeuners ;
- entrées ;
- plats ;
- collations ;
- desserts.

Les recettes ont été élaborées en suivant une règle simple : vous proposer la combinaison idéale entre une recette goûteuse optimisée pour votre objectif minceur, avec une simplicité et une rapidité de réalisation. Pour optimiser votre organisation, n'hésitez à cuisiner plusieurs portions en une fois. Cela permet d'avoir des plats en avance dans votre semaine. Nous vous recommandons également d'intégrer des ingrédients issus de l'agriculture biologique et si possible, d'un circuit local d'approvisionnement : c'est tous ensemble que nous arriverons à sauver la planète.

Pour optimiser votre organisation, n'hésitez à cuisiner plusieurs portions en une fois.

Un certain nombre de recettes intègrent les spécificités des régimes alimentaires végétarien, sans gluten, sans lactose et vegan.

MENU COMPLET POUR UNE SEMAINE

Pour vous aider dans l'organisation et la bonne association des recettes, voici un menu complet sur une semaine. N'hésitez pas à l'adapter et le moduler en fonction de vos envies.

	Lundi	Mardi	Mercredi	Jeudi	Vendredi	Samedi	Dimanche
Petit déjeuner	Le petit déjeuner français (p. 108)	Le plein d'énergie (p. 107)	L'amoureux des bananes (p. 107)	Matin musclé (p. 111)	Petit déjeuner des sportifs (p. 112)	Le petit déjeuner français (p. 108)	Matin douceur porridge aux flocons d'avoine (p. 110)
Déjeuner	Poireaux en vinaigrette (p. 116)	Rouleaux sains aubergine grillée (p. 117)	Salade légère endives, pommes et noix (p. 119)	Taboulé santé version libanaise (p. 125)	Œufs mimosa aux sardines (p. 115)	Carpaccio navet, miel et graines de sésame (p. 113)	Salade santé carotte et raisins secs (p. 122)
	Épinards et pois chiches (p. 130)	Lentilles corail, châtaignes, pomme et potiron (p. 133)	Lasagnes de courgette (p. 132)	Tortilla protéinée (p. 141)	Tacos avocat et poulet (p. 139)	Taboulé santé quinoa (p. 138)	Sardines grillées au four (p. 136)
	Kiwis au gingembre (p. 148)	Crème banane et avoine (p. 145)	Banane aux pépites de chocolat (p. 142)	Mousse lait d'amande et avocat (p. 149)	Compote pommes et poires (p. 144)	Gâteau léger fromage blanc et poires (p. 147)	Muffin miel et raisins (p. 150)
Dîner	Velouté petits pois (p. 126)	Champignons farcis (p. 114)	Salade santé avocat, banane et tomate (p. 121)	Soupe protéinée lentilles corail (p. 124)	Salade grecque légère (p. 118)	Salade saine concombre et graines de sésame (p. 120)	Soupe carotte et lait de coco (p. 123)
	Galette polenta et tomate séchée (p. 131)	Salade pêche, concombre et poulet (p. 135)	Tian de légumes (p. 140)	Tortilla protéinée (p. 141)	Asperges à la provençale (p. 127)	Dahl protéiné lentilles corail (p. 129)	Courgette farcie (p. 134)
	Biscuits légers vanille et flocons d'avoine (p. 143)	Riz au soja (p. 153)	Smoothie kiwi et pomme (p. 155)	Pomme au four (p. 152)	Smoothie énergie amande (p. 154)	Panna cotta (p. 151)	Fondant au chocolat sans beurre (p. 146)

PETITS DÉJEUNERS >>>

L'AMOUREUX DES BANANES

Type de régime : végétarien

VALEURS NUTRITIONNELLES POUR 1 PORTION

PROTÉINES	GLUCIDES	LIPIDES	KCAL
6 g	35 g	3 g	191

Ingrédients (pour 2 portions)

125 g de farine
6 g de levure chimique (½ sachet)
1 œuf
60 ml de lait demi-écrémé
60 ml de crème fraîche liquide
1 banane bien mûre

Préparation

1. Mélangez la farine et la levure.
2. Battez les œufs et ajoutez-les au mélange précédent.
3. Faites chauffer légèrement le lait, puis ajoutez-le à la préparation avec la crème et la banane écrasée.
4. Mélangez bien jusqu'à obtenir une pâte homogène.
5. Faites cuire les pancakes dans une petite poêle antiadhésive.

CONSEILS FIZZUP

- Prenez une banane bien mûre pour l'écraser plus facilement.
- Versez un filet de sirop d'érable et découpez quelques rondelles de banane pour accompagner votre petit déjeuner.
- Si vous n'êtes pas une amoureuse de la banane, vous pouvez la remplacer par de la compote de pommes !

LE PETIT DÉJEUNER FRANÇAIS

Type de régime : végétarien

VALEURS NUTRITIONNELLES POUR 1 PORTION

PROTÉINES	GLUCIDES	LIPIDES	KCAL
15 g	67 g	15 g	427

Ingrédients

350 ml de lait demi-écrémé
20 g de pain complet
10 g de beurre
30 g de confiture
1 carotte
½ pomme
1 orange

Préparation

1. Versez le lait dans un bol.
2. Tartinez le pain de beurre et de confiture

JUS 90 % DE VITAMINE C :

1. Lavez la carotte et la pomme, puis coupez-les grossièrement en morceaux.
2. Passez le tout à la centrifugeuse ou à l'extracteur de jus.
3. Réservez le jus.
4. Pressez ensuite l'orange avec un presse-agrume, ou épluchez-la et passez-la à la centrifugeuse ou à l'extracteur de jus.
5. Mélangez le tout.
6. Dégustez très frais.

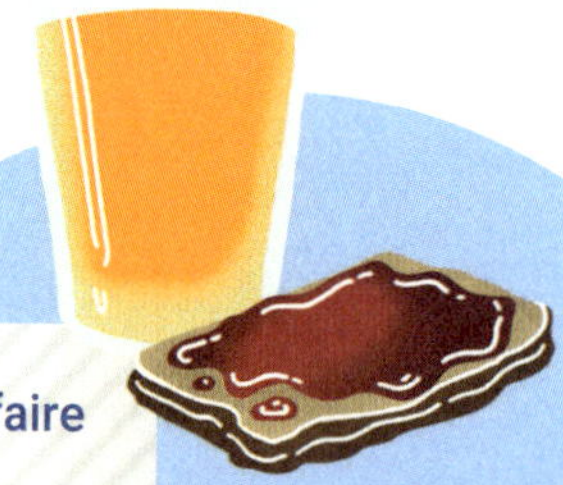

CONSEILS FIZZUP

- Piquez de la confiture maison à vos grands-parents, pour faire un petit déjeuner à la française typique.
- À accompagner d'un thé ou d'un café.

LE PLEIN D'ÉNERGIE

Type de régime : végétarien, sans gluten, sans lactose

VALEURS NUTRITIONNELLES POUR 1 PORTION

PROTÉINES	GLUCIDES	LIPIDES	KCAL
17 g	83 g	11 g	499

Ingrédients

1 banane
1 œuf
40 g de flocons d'avoine
45 ml de lait demi-écrémé
6 g de levure chimique (½ sachet)
5 g de pépites de chocolat
1 carotte
½ pomme
1 orange

Préparation

BOWL CAKE :

1. Dans un bol, épluchez, puis écrasez la banane et mélangez-la avec l'œuf.
2. Ajoutez les flocons d'avoine, le lait, la levure et les pépites de chocolat.
3. Mélangez le tout.
4. Placez ensuite le bol dans le micro-ondes pendant 2 à 3 minutes.
5. Démoulez et dégustez !

JUS 90 % DE VITAMINE C :

1. Lavez la carotte et la pomme, puis coupez-les grossièrement en morceaux.
2. Passez le tout à la centrifugeuse ou à l'extracteur de jus.
3. Réservez le jus.
4. Pressez ensuite l'orange avec un presse-agrume, ou épluchez-la et passez-la à la centrifugeuse ou à l'extracteur de jus.
5. Mélangez le tout.
6. Dégustez très frais.

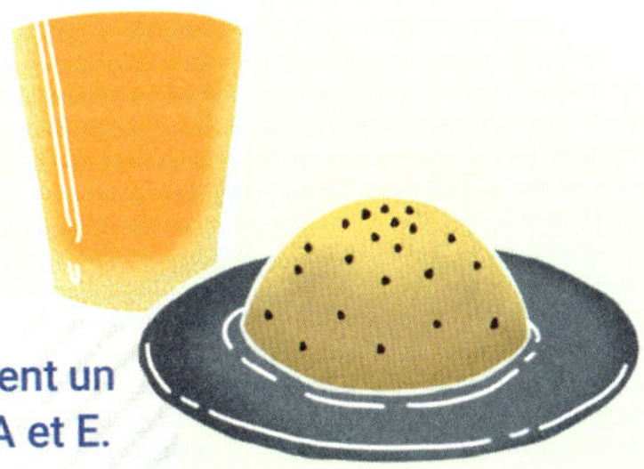

CONSEILS FIZZUP

- Grâce au jus 90 % de vitamine C, vous n'aurez pas seulement un apport important en vitamine C mais aussi en vitamines A et E.
- À accompagner d'un thé ou d'un café.

MATIN DOUCEUR PORRIDGE AUX FLOCONS D'AVOINE

Type de régime : végétarien, sans gluten, sans lactose

VALEURS NUTRITIONNELLES POUR 1 PORTION

PROTÉINES	GLUCIDES	LIPIDES	KCAL
13 g	45 g	6 g	286

Ingrédients

200 ml de lait demi-écrémé ou d'eau
8 g de sucre vanillé
40 g de flocons d'avoine

Préparation

1. Chauffez l'eau ou le lait dans une casserole jusqu'à frémissement.
2. Baissez le feu sur moyen, ajoutez le sucre vanillé et mélangez.
3. Ajoutez les flocons d'avoine et mélangez afin d'homogénéiser le tout.
4. Laissez cuire 8 à 10 minutes.
5. Lorsque vous voyez que le mélange devient crémeux et homogène, enlevez-le du feu et servez-le dans un bol.

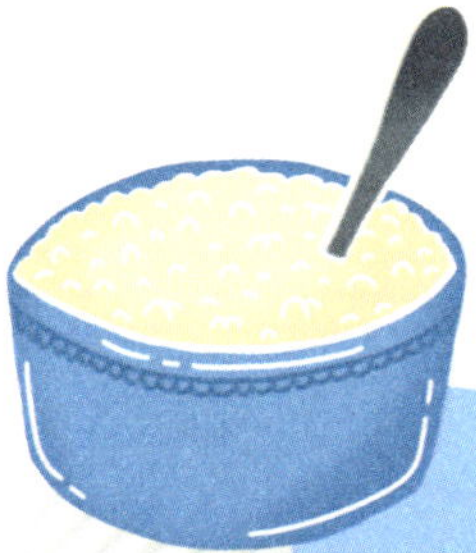

CONSEILS FIZZUP

- Pour le porridge, choisissez les flocons d'avoine les moins transformés. Ils auront une meilleure qualité nutritionnelle.
- Ajoutez les fruits de votre choix (banane, pomme, myrtille...) et un peu de cannelle.
- À accompagner d'un thé ou d'un café.

MATIN MUSCLÉ

Type de régime : végétarien

VALEURS NUTRITIONNELLES POUR 1 PORTION

PROTÉINES	GLUCIDES	LIPIDES	KCAL
20 g	32 g	25 g	437

Ingrédients

30 g de pain aux céréales
30 g de beurre de cacahuète
20 g de pépites de chocolat
10 g de raisins secs
100 g de fromage blanc

Préparation

1. Tartinez le pain de beurre de cacahuète.
2. Mélangez les pépites de chocolat et les raisins secs dans votre fromage blanc.

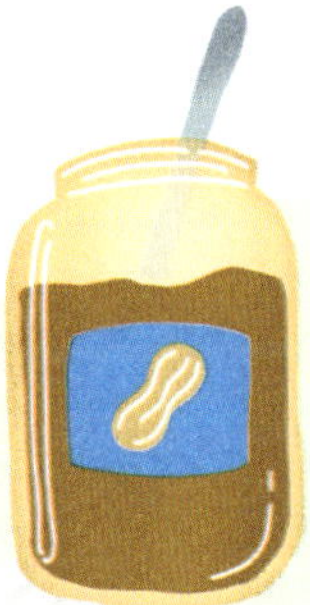

CONSEILS FIZZUP

- Vous adorez le beurre de cacahuète ? N'hésitez pas à le réaliser vous-même !
- À accompagner d'un thé ou d'un café.

PETIT DÉJEUNER DES SPORTIFS ENERGY CAKE

Type de régime : végétarien

VALEURS NUTRITIONNELLES POUR 1 PORTION

PROTÉINES	GLUCIDES	LIPIDES	KCAL
6 g	39 g	3 g	207

Ingrédients (pour 8 portions)

20 g d'abricots secs
20 g de raisins secs
150 g de flocons d'avoine
300 g de farine complète
150 g de sucre complet
30 g de poudre d'amande
30 g de poudre de noisette
11 g de levure chimique (1 sachet)
500 ml de boisson végétale au soja
2 kiwis

Préparation

1. Préchauffez le four à 200 °C.
2. Placez les abricots dénoyautés, les raisins secs et les flocons d'avoine dans un bol à blender.
3. Mixez le tout.
4. Dans un saladier, mélangez la farine, le sucre, la poudre d'amande, la poudre de noisette et la levure.
5. Incorporez le mélange mixé dans le blender et mélangez.
6. Ajoutez petit à petit la boisson végétale.
7. Beurrez et farinez un moule à cake.
8. Versez le mélange dans le moule et enfournez pendant 45 minutes.
9. Sortez le cake du four et laissez-le refroidir.
10. Coupez-le en 8 parts, à garder dans une boîte hermétique.

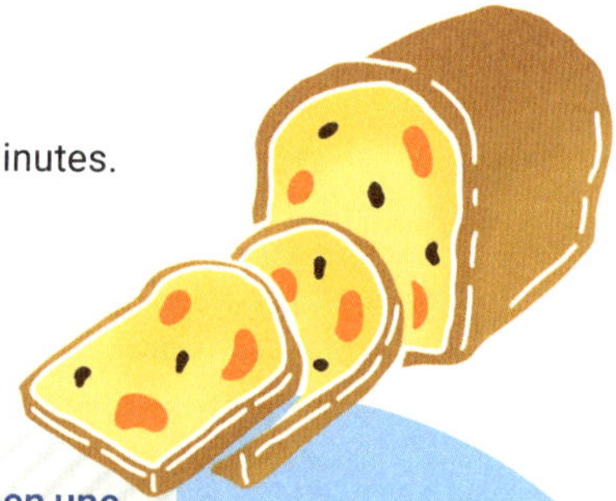

CONSEILS FIZZUP

- Préparez votre Energy cake le dimanche soir et dégustez-en une part tous les matins accompagnée d'une boisson et d'un fruit.
- Remplacez les kiwis par deux clémentines ou une poire en fonction de la saison.
- Suivant vos préférences et régimes alimentaires, choisissez la boisson de votre choix : végétale ou animale.

ENTRÉES >>>

CARPACCIO NAVET, MIEL ET GRAINES DE SÉSAME

Type de régime : végétarien, sans gluten, sans lactose

VALEURS NUTRITIONNELLES POUR 1 PORTION

PROTÉINES	GLUCIDES	LIPIDES	KCAL
9 g	11 g	14 g	206

Ingrédients

1 navet
1 c. à café de sauce de soja
1 c. à café d'huile de sésame
1 c. à café de miel
1 c. à café de graines de sésame

Préparation

1. Pelez le navet et coupez les extrémités.
2. Découpez-le finement en tranches à l'aide d'une mandoline.
3. Étalez les tranches sur une assiette.
4. Dans un bol, mélangez la sauce de soja, l'huile de sésame, le miel et les graines de sésame.
5. Versez la sauce sur les tranches de navet.

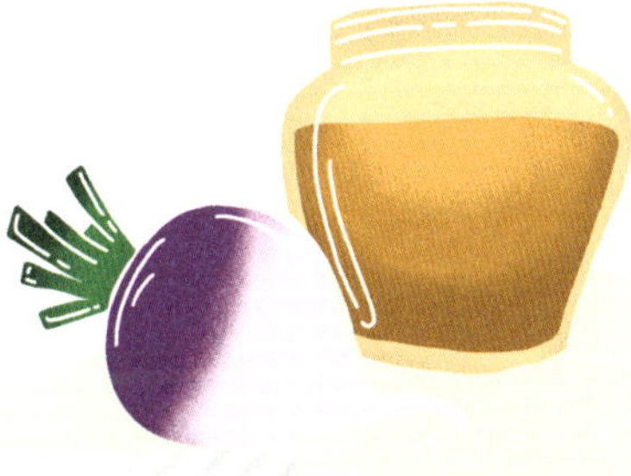

CONSEILS FIZZUP

- Remplacez les graines de sésame par des pignons de pin suivant vos envies et vos goûts.

CHAMPIGNONS FARCIS

Type de régime : végétarien, sans gluten, sans lactose, vegan

VALEURS NUTRITIONNELLES POUR 1 PORTION

PROTÉINES	GLUCIDES	LIPIDES	KCAL
10 g	10 g	29 g	341

Ingrédients

1 gros champignon de Paris à farcir
25 g de tofu fumé
30 g de cerneaux de noix
1 c. à café d'huile d'olive
Persil
15 ml de soja cuisine
1 c. à café de moutarde
Sel et poivre

Préparation

1. Préchauffez le four à 180 °C.
2. Nettoyez le champignon et mettez-le dans un plat allant au four.
3. Dans un blender, mélangez le tofu, les noix concassées, l'huile d'olive, le persil, le soja cuisine et la moutarde. Salez, poivrez et mixez.
4. Garnissez le champignon de farce.
5. Mettez-le au four pendant 25 minutes environ.
6. Une fois cuit, ajoutez du persil frais sur votre champignon.

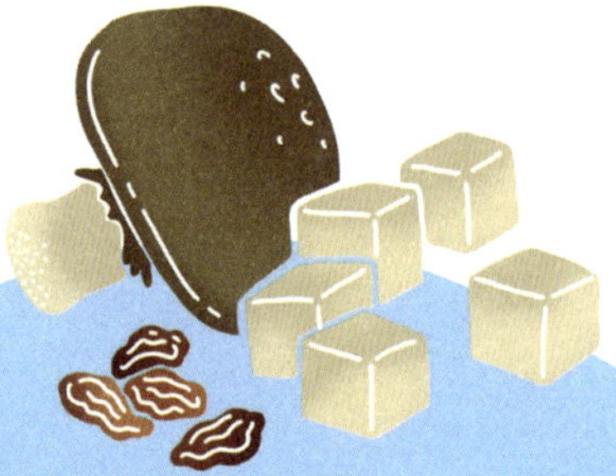

CONSEILS FIZZUP

- Saupoudrez le champignon de quelques graines de tournesol.

ŒUFS MIMOSA AUX SARDINES

Type de régime : végétarien, sans gluten

VALEURS NUTRITIONNELLES POUR 1 PORTION

PROTÉINES	GLUCIDES	LIPIDES	KCAL
19 g	3 g	33 g	385

Ingrédients

1 œuf
50 g de sardines écaillées et vidées
½ citron
3 c. à café de crème légère
4 c. à café d'huile d'olive
Sel et poivre

Préparation

1. Faites cuire l'œuf dans une casserole d'eau pendant 9 minutes.
2. Une fois cuit, rincez à l'eau froide puis retirez la coquille.
3. Coupez l'œuf en deux, prélever le jaune et le mettre dans un bol à blender.
4. Ajoutez la sardine dans le blender avec le jaune d'œuf, puis la crème et l'huile. Poivrez et mixez le tout.
5. Rincez le demi-citron à l'eau claire et prélevez le zeste.
6. Mélangez le zeste avec le reste du mélange mixé.
7. Placez la préparation dans les blancs d'œufs.

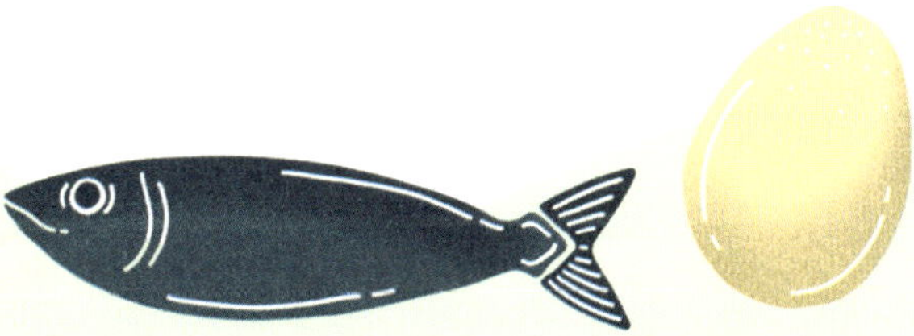

CONSEILS FIZZUP

- **Achetez vos sardines directement chez le poissonnier en lui demandant de les vider au préalable, ou achetez-les en conserve nature.**

POIREAUX EN VINAIGRETTE

Type de régime : végétarien, sans gluten, sans lactose, vegan

VALEURS NUTRITIONNELLES POUR 1 PORTION

PROTÉINES	GLUCIDES	LIPIDES	KCAL
8 g	10 g	15 g	207

Ingrédients

2 poireaux
½ c. à soupe de vinaigre balsamique
5 ml de jus de citron
1 c. à soupe d'huile d'olive
Sel et poivre

Préparation

1. Coupez les extrémités des poireaux.
2. Fendez-les en deux dans le sens de la longueur et rincez-les.
3. Faites bouillir une casserole d'eau salée.
4. Ajoutez les poireaux et laissez-les cuire 25 minutes environ.
5. Dès qu'ils sont cuits, égouttez-les et laissez-les refroidir.
6. Pour la vinaigrette, mélangez le vinaigre balsamique, le jus de citron, l'huile d'olive, le sel et le poivre.

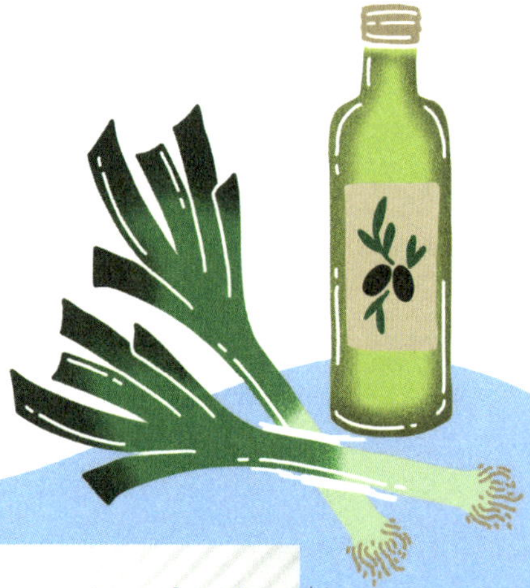

CONSEILS FIZZUP

- Si vous n'êtes pas fan des poireaux, ou qu'ils ne sont pas de saison, remplacez-les par des asperges vertes fraîches ou en bocal.

ROULEAUX SAINS AUBERGINE GRILLÉE

Type de régime : végétarien, sans gluten, sans lactose, vegan

VALEURS NUTRITIONNELLES POUR 1 PORTION

PROTÉINES	GLUCIDES	LIPIDES	KCAL
14 g	17 g	28 g	376

Ingrédients

½ aubergine
1 c. à soupe d'huile d'olive
1 c. à café de levure de bière
1 c. à soupe de vinaigre balsamique
1 c. à soupe de purée d'amande
½ gousse d'ail
1 c. à soupe de soja cuisine
Persil
Sel et poivre
10 g de graines de tournesol

Préparation

1. Lavez l'aubergine et coupez les extrémités.
2. Découpez de fines tranches dans le sens de la longueur.
3. Faites revenir les tranches d'aubergine de chaque côté dans une poêle préalablement huilée.
4. Pendant ce temps, préparez la persillade : mettez la levure de bière, le vinaigre balsamique, la purée d'amande, l'ail, le soja cuisine et le persil dans un mixeur. Salez, poivrez. Mixez jusqu'à obtenir une pâte épaisse.
5. Une fois les tranches d'aubergine cuites, disposez la persillade sur chaque tranche, puis roulez la tranche sur elle-même.
6. Parsemez de graines de tournesol.

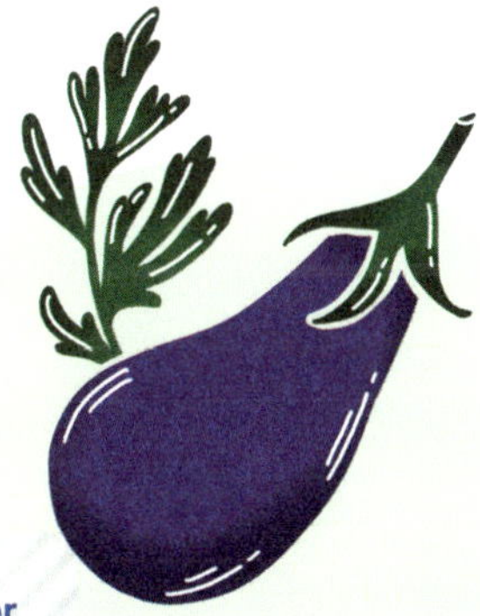

CONSEILS FIZZUP

- Pour faire tenir votre rouleau d'aubergine, n'hésitez pas à le piquer avec un cure-dent !

SALADE GRECQUE LÉGÈRE

Type de régime : végétarien, sans gluten, sans lactose

VALEURS NUTRITIONNELLES POUR 1 PORTION

PROTÉINES	GLUCIDES	LIPIDES	KCAL
6 g	13 g	10 g	166

Ingrédients

- ½ dessert au soja
- ½ gousse d'ail
- 1 c. à soupe de menthe hachée
- 1 c. à café d'huile d'olive
- ½ c. à café de vinaigre de vin rouge
- 1 ½ tomate
- ¼ de poivron vert
- ¼ de concombre
- ¼ d'oignon rouge
- 50 g de féta
- Thym

Préparation

1. Dans un premier temps, préparez la sauce : mélangez le dessert au soja, l'ail pilé, la menthe hachée, l'huile d'olive et le vinaigre.
2. Placez-la au frais.
3. Dans un second temps, préparez la salade grecque : coupez les tomates en rondelles et le poivron en dés.
4. Épluchez le concombre et l'oignon. Tranchez finement l'oignon et coupez le concombre en dés en prenant soin d'ôter les graines.
5. Déposez le tout dans une assiette, ajoutez les dés de féta, une pincée de thym et ajoutez la sauce.

CONSEILS FIZZUP

- Vous pouvez ajouter des herbes de Provence et du thym pour plus de goût !

SALADE LÉGÈRE ENDIVES, POMMES ET NOIX

Type de régime : végétarien, sans gluten, sans lactose, vegan

VALEURS NUTRITIONNELLES POUR 1 PORTION

PROTÉINES	GLUCIDES	LIPIDES	KCAL
5 g	19 g	35 g	411

Ingrédients

1 endive
1 pomme
20 g de cerneaux de noix
1 c. à café de moutarde
1 c. à soupe de vinaigre de vin
1 c. à soupe d'huile d'olive

Préparation

1. Lavez l'endive et coupez-la en rondelles.
2. Épluchez la pomme et coupez-la en fines lamelles ou en cubes.
3. Cassez les cerneaux de noix.
4. Faites votre vinaigrette en mélangeant la moutarde, le vinaigre et l'huile d'olive.

CONSEILS FIZZUP

• Remplacez les endives par un légume oublié : le fenouil.

SALADE SAINE CONCOMBRE ET GRAINES DE SÉSAME

Type de régime : végétarien, sans gluten, sans lactose, vegan

VALEURS NUTRITIONNELLES POUR 1 PORTION

PROTÉINES	GLUCIDES	LIPIDES	KCAL
2 g	3 g	21 g	209

Ingrédients

½ concombre
1 c. à café de moutarde
1 c. à soupe de vinaigre de vin
Sel et poivre
1 c. à soupe d'huile d'olive
1 c. à soupe de graines de sésame

Préparation

1. Épluchez le concombre et coupez-le en lamelles.
2. Pour la vinaigrette, mélangez la moutarde, le vinaigre, le sel et le poivre, puis ajoutez l'huile.
3. Dans une assiette creuse, mettez le concombre, la vinaigrette et parsemez de graines de sésame.

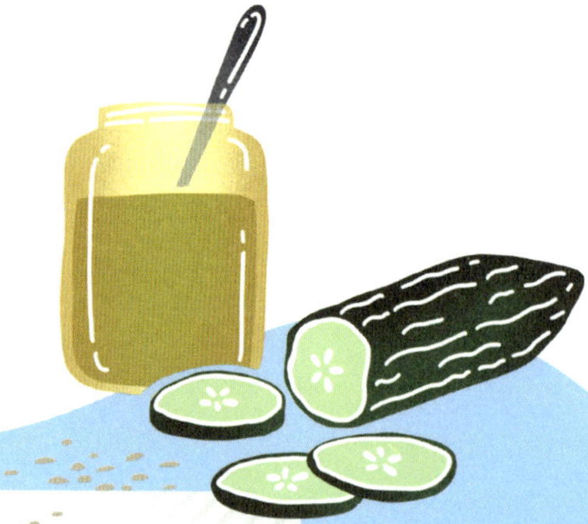

CONSEILS FIZZUP

- Vous pouvez remplacer les graines de sésame par des graines de lin ou de chia.

SALADE SANTÉ AVOCAT, BANANE ET TOMATE

Type de régime : végétarien, sans gluten, sans lactose, vegan

VALEURS NUTRITIONNELLES POUR 1 PORTION

PROTÉINES	GLUCIDES	LIPIDES	KCAL
3 g	19 g	37 g	421

Ingrédients

½ tomate
½ banane
½ avocat
1 c. à café de moutarde
1 c. à soupe de vinaigre de vin
Sel et poivre
1 c. à soupe d'huile d'olive

Préparation

1. Rincez la tomate.
2. Épluchez la banane.
3. Dénoyautez l'avocat et enlevez la peau.
4. Découpez ces trois ingrédients en morceaux.
5. Préparez la vinaigrette en mélangeant la moutarde, le vinaigre, le sel et le poivre, et l'huile.
6. Mélangez le tout et ajoutez de la vinaigrette.

CONSEILS FIZZUP

- Pour savoir si votre avocat est mûr, celui-ci ne doit pas être dur, ni trop mou.

SALADE SANTÉ CAROTTE ET RAISINS SECS

Type de régime : végétarien, sans gluten, sans lactose, vegan

VALEURS NUTRITIONNELLES POUR 1 PORTION

PROTÉINES	GLUCIDES	LIPIDES	KCAL
2 g	38 g	16 g	349

Ingrédients

100 g de carottes
1 c. à soupe d'huile d'olive
1 c. à soupe de vinaigre de vin
150 ml de jus d'orange
Sel et poivre
20 g de raisins secs

Préparation

1. Lavez, épluchez et râpez les carottes.
2. Préparez la vinaigrette à l'orange dans un saladier, en mélangeant l'huile, le vinaigre, le jus d'orange, un peu de sel et de poivre.
3. Ajoutez les carottes râpées et les raisins secs dans le saladier.
4. Mélangez.
5. Recouvrez d'un film alimentaire et réservez au réfrigérateur jusqu'au moment de servir.
6. Servez bien frais.

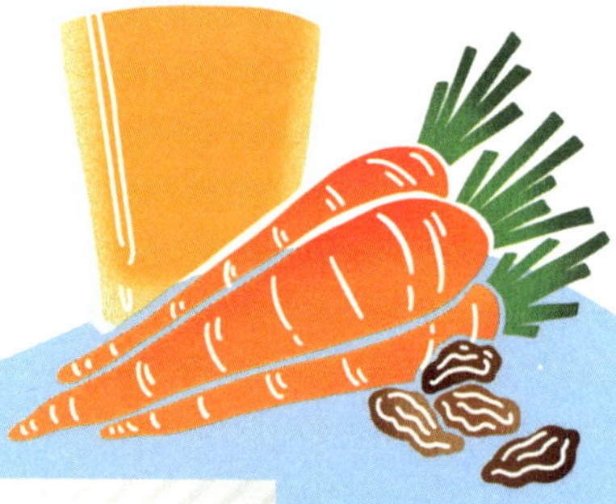

CONSEILS FIZZUP

- **Vous pouvez réaliser votre vinaigrette habituelle pour accompagner ces carottes râpées.**

SOUPE CAROTTE ET LAIT DE COCO

Type de régime : végétarien, sans gluten, sans lactose, vegan

VALEURS NUTRITIONNELLES POUR 1 PORTION

PROTÉINES	GLUCIDES	LIPIDES	KCAL
3 g	16 g	2 g	94

Ingrédients

100 g de carottes
1 oignon jaune
100 ml de lait de coco

Préparation

1. Faites bouillir une casserole d'eau.
2. Rincez et épluchez les carottes, puis coupez-les en rondelles.
3. Épluchez l'oignon et coupez-le en morceaux.
4. Placez le tout dans l'eau bouillante et salez.
5. Laissez cuire pendant 30 minutes à feu moyen.
6. Retirez les légumes de l'eau, tout en gardant cette dernière.
7. Dans un récipient, mixez les carottes, versez le lait de coco et ajoutez petit à petit l'eau de cuisson mise de côté.
8. Ajustez la quantité d'eau en fonction de la consistance de soupe qui vous convient.

CONSEILS FIZZUP

- Ajoutez du persil mixé dans votre soupe. Il présente de nombreuses vertus pour la santé.

SOUPE PROTÉINÉE LENTILLES CORAIL

Type de régime : végétarien, sans gluten, sans lactose, vegan

VALEURS NUTRITIONNELLES POUR 1 PORTION

PROTÉINES	GLUCIDES	LIPIDES	KCAL
9 g	31 g	1 g	169

Ingrédients

½ oignon jaune
Coriandre
30 g de lentilles corail
Le jus de ½ citron
Persil
Sel et poivre

Préparation

1. Épluchez l'oignon et coupez-le en fines lamelles.
2. Faites revenir l'oignon avec une pincée de coriandre dans une casserole.
3. Rincez les lentilles et versez-les dans la casserole avec l'oignon.
4. Couvrez les lentilles d'eau. Faites cuire pendant une vingtaine de minutes.
5. Une fois cuite, mettez la préparation dans un bol, ajoutez le jus de citron, le sel, le poivre et le persil haché selon votre convenance. Mixez.

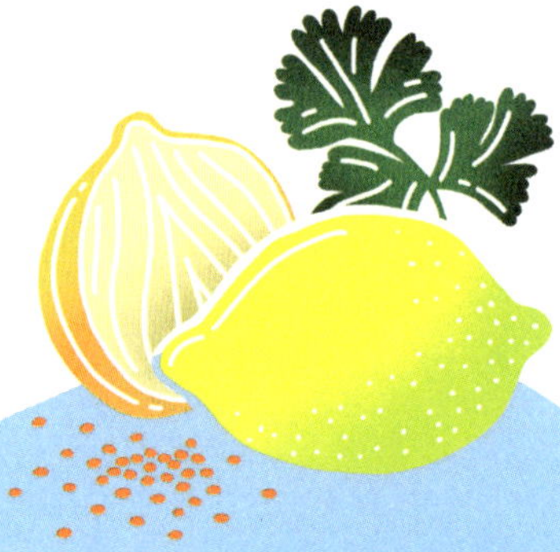

CONSEILS FIZZUP

- Vous pouvez également choisir des lentilles vertes pour cette recette. N'oubliez pas de vérifier le temps de cuisson sur le paquet.

TABOULÉ SANTÉ VERSION LIBANAISE

Type de régime : végétarien, sans lactose, vegan

VALEURS NUTRITIONNELLES POUR 1 PORTION

PROTÉINES	GLUCIDES	LIPIDES	KCAL
9 g	40 g	0,5 g	200

Ingrédients

40 g de boulgour brun moyen
10 brins de persil plat
10 brins de menthe fraîche
½ oignon jaune
1 tomate
1 citron
Sel
1 c. à soupe d'huile d'olive

Préparation

1. Faites cuire le boulgour dans une casserole d'eau en respectant les indications du paquet.
2. Lavez et équeutez le persil, puis hachez-le au couteau ou au ciseau.
3. Répétez l'opération avec la menthe. Découpez finement l'oignon et la tomate en petits dés.
4. Placez le tout dans un saladier.
5. Lorsque le boulgour est cuit, sortez-le de l'eau, rincez-le et essorez-le. Ajoutez-le aux autres ingrédients dans le saladier.
6. Pour l'assaisonnement, pressez le citron entier dans le saladier. Ajoutez le sel et l'huile d'olive.
7. L'aspect du taboulé doit être brillant, pour indiquer qu'il y a suffisamment d'huile d'olive.

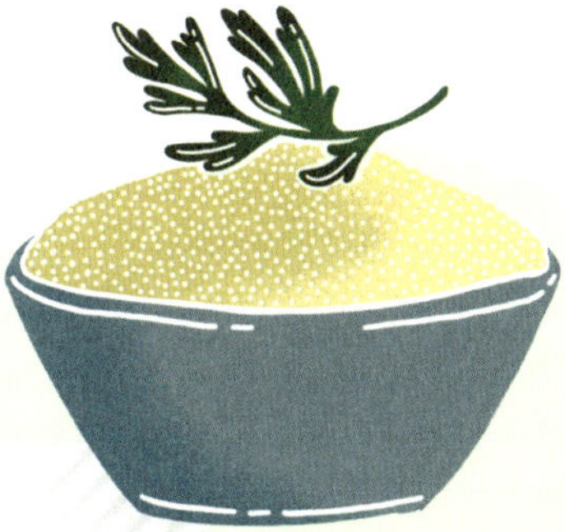

CONSEILS FIZZUP

- Préférez une huile d'olive extra-vierge.
- L'huile d'olive s'oxyde à la lumière, conservez-la à l'abri de la lumière pour profiter de tous ses avantages nutritionnels.

VELOUTÉ PETITS POIS

Type de régime : végétarien, sans gluten, sans lactose, vegan

VALEURS NUTRITIONNELLES POUR 1 PORTION

PROTÉINES	GLUCIDES	LIPIDES	KCAL
18 g	26 g	20 g	356

Ingrédients

250 g de petits pois
100 ml de soja cuisine
Menthe fraîche
Sel et poivre

Préparation

1. Chauffez les petits pois dans une casserole d'eau salée pendant une vingtaine de minutes.
2. Égouttez les petits pois en gardant une petite quantité d'eau de cuisson.
3. Mettez les petits pois, la préparation au soja et 5 feuilles de menthe dans un blender. Mixez le tout en ajoutant au préalable 2 cuillères à soupe d'eau de cuisson.
4. Salez, poivrez.

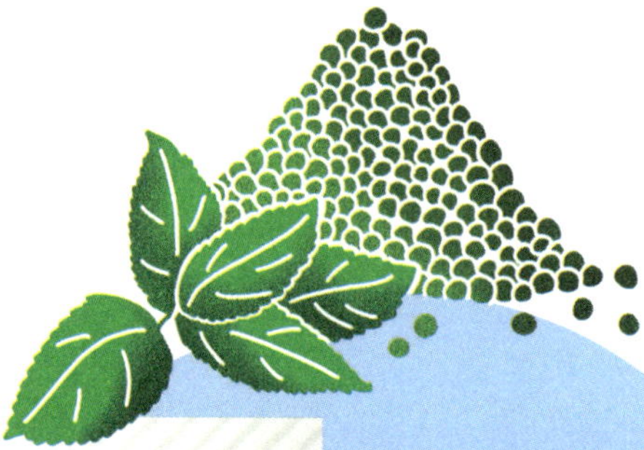

CONSEILS FIZZUP

- Ajustez la consistance du velouté en augmentant ou diminuant la quantité d'eau de cuisson dans le blender.
- À déguster chaud ou froid. Pour un velouté froid, laissez au réfrigérateur une heure avant consommation.

PLATS >>>

ASPERGES À LA PROVENÇALE

Type de régime : végétarien, sans gluten

VALEURS NUTRITIONNELLES POUR 1 PORTION

PROTÉINES	GLUCIDES	LIPIDES	KCAL
5 g	3 g	27 g	275

Ingrédients

5 pointes d'asperges blanches
2 c. à soupe d'huile d'olive
1 c. à soupe de vinaigre de vin
Sel et poivre
25 g de fromage frais
25 g d'olives vertes
1 c. à café de moutarde

Préparation

1. Lavez les asperges et coupez la partie dure de leur tige.
2. Faites-les cuire à la vapeur pendant environ 40 minutes.
3. Préparez la vinaigrette : mélangez l'huile, la moutarde, le vinaigre, le sel et le poivre.
4. Incorporez à la vinaigrette le fromage frais grossièrement écrasé et les olives hachées finement.
5. Servez les asperges tièdes et trempez-les dans la sauce.

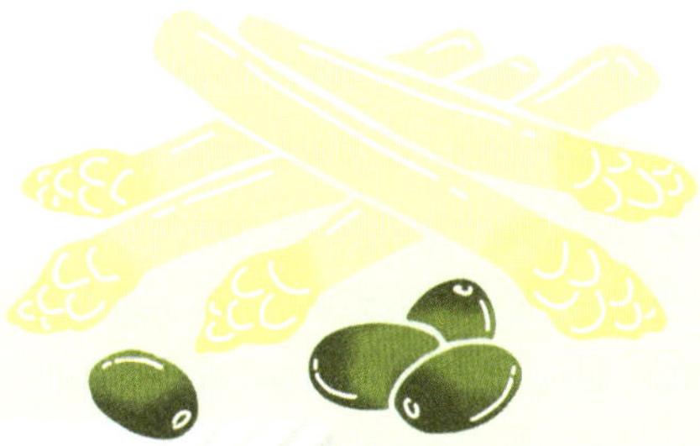

CONSEILS FIZZUP

- Préparez une tapenade « maison » pour remplacer les olives.
- Personnalisez votre vinaigrette avec l'huile, le vinaigre et la tapenade de votre choix.

COUSCOUS BOULGOUR ET LÉGUMES

Type de régime : végétarien, sans lactose, vegan

VALEURS NUTRITIONNELLES POUR 1 PORTION

PROTÉINES	GLUCIDES	LIPIDES	KCAL
16 g	66 g	4 g	364

Ingrédients

¼ d'oignon jaune
Épices à couscous (safran, cumin, gingembre, coriandre…)
100 ml de bouillon de légumes
½ tomate
1 carotte
1 navet
Sel et poivre
½ courgette
50 g de pois chiches
60 g de boulgour
Huile d'olive
2 brins de coriandre

Préparation

1. Faites revenir l'oignon dans l'huile d'olive. Une fois l'oignon translucide, ajoutez les épices et laissez cuire 2 minutes.
2. Ajoutez 250 ml de bouillon, la tomate, la carotte et le navet coupés en gros morceaux.
3. Ajoutez la coriandre hachée, le sel, le poivre et laissez mijoter 15 minutes.
4. Ajoutez ensuite la courgette coupée en longs et gros tronçons ainsi que les pois chiches. Laissez mijoter 10 minutes.
5. Vérifiez que la quantité de liquide soit suffisante pendant toute la cuisson. Si ce n'est pas le cas, ajoutez du bouillon ou de l'eau. Il faut que les légumes baignent dans le jus.
6. Pendant la cuisson des légumes, faites cuire le boulgour dans 2 fois son volume d'eau bouillante. Égrainez-le à la fin de la cuisson et arrosez d'un filet d'huile d'olive.
7. Dressez vos assiettes avec le boulgour, puis arrosez de jus. Enfin, posez délicatement les légumes dessus.

CONSEILS FIZZUP

- **Utilisez des pois chiches précuits en conserve. Si vous avez des pois chiches secs, préparez-les à l'avance pour qu'ils soient cuits mais fermes.**
- **Vous pouvez aussi ajouter du persil avec la coriandre.**
- **Pour les tomates, vous pouvez les couper en deux, puis les râper pour ne pas avoir la peau.**

DAHL PROTÉINÉ LENTILLES CORAIL

Type de régime : végétarien, sans gluten, sans lactose, vegan

VALEURS NUTRITIONNELLES POUR 1 PORTION

PROTÉINES	GLUCIDES	LIPIDES	KCAL
10 g	35 g	6 g	333

Ingrédients

½ oignon jaune
½ poivron jaune
1 c. à café d'huile d'olive
30 g de lentilles corail
5 g de raisins secs
Paprika
40 g de riz complet
Sel et poivre

Préparation

1. Émincez l'oignon et le poivron.
2. Mettez-les dans un wok préalablement huilé.
3. Rincez les lentilles à l'eau froide. Ajoutez-les dans le wok avec ½ verre d'eau froide, les raisins secs, une pincée de paprika, le sel et le poivre.
4. Laissez cuire 20 minutes. Vous pouvez ajouter de l'eau lors de la cuisson si nécessaire.
5. Faites cuire le riz selon les instructions du paquet pour accompagner les lentilles.

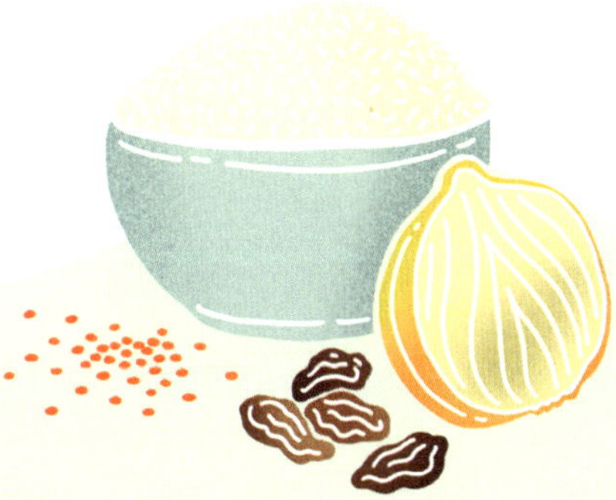

CONSEILS FIZZUP

- Variez les plaisirs en prenant du riz 3 couleurs ou du riz sauvage.

ÉPINARDS ET POIS CHICHES

Type de régime : végétarien, sans gluten, sans lactose, vegan

VALEURS NUTRITIONNELLES POUR 1 PORTION

PROTÉINES	GLUCIDES	LIPIDES	KCAL
12 g	65 g	11 g	407

Ingrédients

1 oignon rouge
100 g d'épinards en branches
1 c. à café de curry
1 c. à café de cumin
1 c. à café d'huile d'olive
200 ml de lait de coco
80 g de pois chiches
45 g de riz complet

Préparation

1. Épluchez l'oignon et coupez-le finement.
2. Équeutez les feuilles d'épinards, rincez-les, puis émincez-les grossièrement.
3. Faites revenir dans une casserole le curry, le cumin et l'oignon avec l'huile d'olive.
4. Ajoutez le lait de coco puis laissez mijoter à feu doux pendant 5 minutes.
5. Versez les pois chiches égouttés et rincés, puis les épinards. Laissez mijoter la préparation pendant 10 minutes en remuant de temps en temps.
6. Pendant ce temps, faites cuire le riz le temps indiqué sur le paquet.

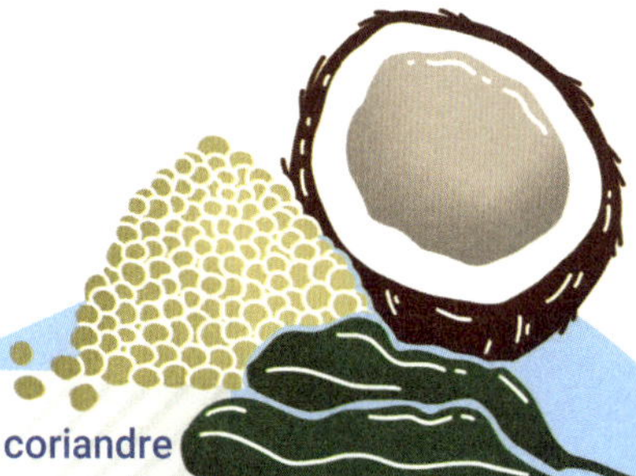

CONSEILS FIZZUP

- Ajoutez des graines de sésame et/ou des feuilles de coriandre au plat.
- Si vous n'avez pas d'épinards et de pois chiches frais, vous pouvez les prendre surgelés ou en boîte.

GALETTE POLENTA ET TOMATE SÉCHÉE

Type de régime : végétarien, sans gluten, sans lactose, vegan

VALEURS NUTRITIONNELLES POUR 1 PORTION

PROTÉINES	GLUCIDES	LIPIDES	KCAL
12 g	39 g	21 g	393

Ingrédients

2 brins de persil
25 g de tomates séchées
30 g de semoule fine de maïs
Sel et poivre
15 g de pignons de pin
1 c. à soupe d'huile de noix (ou de noisette)
2 c. à soupe de soja cuisine
30 ml d'avoine cuisine

Préparation

1. Ciselez le persil et coupez les tomates séchées en morceaux.
2. Dans un saladier, mélangez la semoule de maïs, le sel, le poivre, les pignons de pin, le persil et les morceaux de tomates séchées.
3. Mélangez ensuite le tout, en ajoutant l'huile, le soja et l'avoine cuisine, jusqu'à obtenir une préparation épaisse.
4. Faites chauffer une petite poêle huilée.
5. Lorsque la poêle est bien chaude, versez la pâte et étalez-la pour former une galette.
6. Faites cuire 5 minutes de chaque côté. La galette est cuite une fois qu'elle est bien dorée.

CONSEILS FIZZUP

- La galette est épaisse, vous pouvez vous servir d'une assiette pour la retourner.

LASAGNES DE COURGETTE

Type de régime : végétarien, sans gluten

VALEURS NUTRITIONNELLES POUR 1 PORTION

PROTÉINES	GLUCIDES	LIPIDES	KCAL
19 g	20 g	10 g	219

Ingrédients

Huile d'olive
¼ d'oignon jaune
60 g de haché végétal
Paprika
Curcuma
Poivre
1 c. à café d'herbes de Provence
½ gousse d'ail
100 ml de sauce tomate
150 g de courgette
15 g de mozzarella râpée

Préparation

1. À l'aide d'un pinceau à pâtisserie, graissez un plat à gratin avec une cuillère à café d'huile.
2. Préchauffez le four à 180 °C.
3. Dans une sauteuse, faites chauffer une cuillère à soupe d'huile à feu moyen.
4. Épluchez et taillez l'oignon en dés avant de le faire revenir.
5. Ajoutez le haché végétal, une pincée de paprika, une pincée de curcuma, le poivre et les herbes de Provence à l'oignon.
6. Épluchez l'ail, écrasez-le, puis ajoutez-le à la poêle et versez la sauce tomate.
7. Mélangez et faire mijoter 5 minutes environ.
8. Lavez la courgette et éliminez ses extrémités. Coupez-la avec une mandoline.
9. Tapissez le fond du plat avec des tranches de courgette en les plaçant côte à côte.
10. Nappez cette première couche avec la moitié de la sauce.
11. Saupoudrez avec 1/3 de la mozzarella râpée.
12. Disposez une deuxième couche de tranches de courgette.
13. Recouvrez-les avec le restant de sauce.
14. Saupoudrez avec 1/3 de la mozzarella râpée.
15. Recouvrez à nouveau avec des tranches de courgette. Saupoudrez de fromage et d'herbes de Provence.
16. Faites cuire 45 minutes au four.

CONSEILS FIZZUP

- Privilégiez la sauce tomate épaisse pour plus de consistance et de goût.

LENTILLES CORAIL, CHÂTAIGNES, POMME ET POTIRON

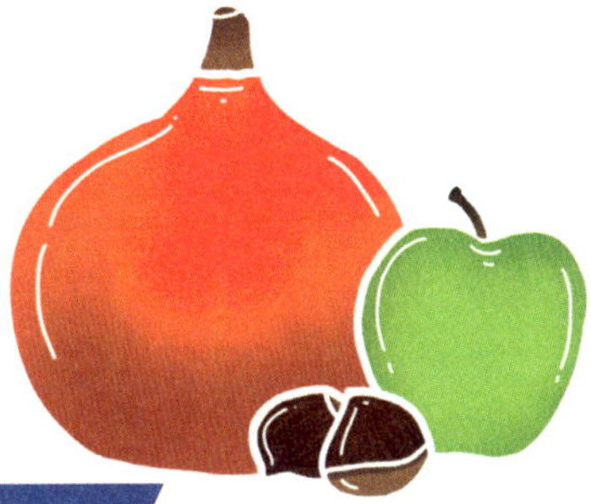

Type de régime : végétarien, sans gluten, sans lactose, vegan

VALEURS NUTRITIONNELLES POUR 1 PORTION

PROTÉINES	GLUCIDES	LIPIDES	KCAL
16 g	60 g	8 g	376

Ingrédients

1 oignon jaune
1 c. à café d'huile de colza
100 g de potiron
100 g de champignons de Paris
½ pomme
40 g de châtaignes au naturel
40 g de lentilles corail

Préparation

1. Épluchez l'oignon et coupez-le en dés.
2. Faites chauffer l'huile à feu moyen dans une grande poêle ou une sauteuse.
3. Faites revenir l'oignon jusqu'à ce qu'il soit translucide.
4. Pendant ce temps, épluchez et taillez le potiron en cubes de 2 cm de côté environ.
5. Ajoutez les champignons quand les oignons sont un peu revenus, mélangez et continuez de chauffer à feu moyen.
6. Ajoutez les cubes de potiron.
7. Couvrez et continuez la cuisson toujours à feu moyen pendant 6 minutes.
8. Épluchez la pomme, coupez-la en 2 dans le sens de la largeur. Ajoutez-la à la poêle avec les châtaignes, mélangez, couvrez et poursuivez la cuisson pendant 5 minutes.
9. Vérifiez si le potiron est cuit. La cuisson doit être poursuivie si ce n'est pas le cas.
10. Rincez les lentilles corail et faites-les cuire à l'eau bouillante pendant 20 minutes.
11. Accompagnez la poêlée automnale avec les lentilles corail.

CONSEILS FIZZUP

- Pour une cuisson parfaite du potiron, laissez-le chauffer jusqu'à ce que la pointe d'un couteau pénètre facilement dans sa chair. Il est prêt à être dégusté !

COURGETTE FARCIE

Type de régime : végétarien, sans lactose

VALEURS NUTRITIONNELLES POUR 1 PORTION

PROTÉINES	GLUCIDES	LIPIDES	KCAL
17 g	62 g	9 g	397

Ingrédients

1 courgette
½ tomate
½ poivron jaune
3 champignons de Paris
20 ml de sauce tomate
Huile d'olive
10 g de pignons de pin
Herbes de Provence
Origan
Poivre
60 g de quinoa

Préparation

1. Lavez la courgette et coupez-la dans le sens de la longueur. Retirez les pépins en creusant dans chaque moitié à l'aide d'une cuillère.
2. Lavez la tomate et le poivron, et découpez-les en petits dés.
3. Lavez les champignons et coupez-les en rondelles.
4. Mélangez les légumes coupés dans la sauce tomate.
5. Remplissez la courgette de la préparation.
6. Versez un filet d'huile d'olive sur les courgettes garnies et parsemez de quelques pignons de pin et d'herbes de Provence.
7. Laissez cuire 30 minutes à 200 °C pour une courgette al dente.
8. Ajoutez l'origan et le poivre au moment de servir.
9. Faites cuire le quinoa en suivant les indications du paquet.

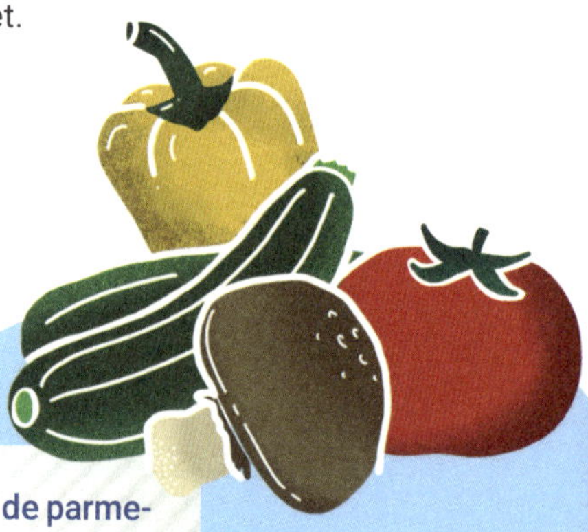

CONSEILS FIZZUP

- Pour les plus gourmands, vous pouvez rajouter un peu de parmesan ou de fromage râpé pour gratiner les courgettes garnies.

SALADE PÊCHE, CONCOMBRE ET POULET

Type de régime : sans gluten, sans lactose

VALEURS NUTRITIONNELLES POUR 1 PORTION

PROTÉINES	GLUCIDES	LIPIDES	KCAL
34 g	28 g	13 g	365

Ingrédients

125 g de blanc de poulet
½ oignon rouge
½ concombre
1 pêche
Quelques feuilles de roquette
1 c. à café de moutarde
2 c. à soupe d'huile d'olive
1 c. à soupe de vinaigre de vin
Sel et poivre

Préparation

1. Coupez le poulet en petits cubes et faites-le cuire dans une poêle avec un filet d'huile d'olive.
2. Épluchez et émincez l'oignon. Lavez le concombre et coupez-le en fines rondelles.
3. Pelez, dénoyautez et coupez la pêche en 8. Rincez et essorez la roquette.
4. Dans un saladier, disposez tous les ingrédients en déposant le poulet en dernier.
5. Ajoutez la vinaigrette à la salade : mélangez la moutarde, l'huile d'olive, le vinaigre, le sel et le poivre.

CONSEILS FIZZUP

- Pour peler plus facilement vos pêches, plongez-les 20 secondes dans de l'eau bouillante puis 5 secondes dans de l'eau très froide. La peau se décollera presque naturellement et il sera beaucoup plus simple de la retirer.

SARDINES GRILLÉES AU FOUR

Type de régime : sans gluten, sans lactose

VALEURS NUTRITIONNELLES POUR 1 PORTION

PROTÉINES	GLUCIDES	LIPIDES	KCAL
29 g	50 g	19 g	487

Ingrédients

1 gousse d'ail
Huile d'olive
Le jus de ½ citron
Herbes de Provence
5 sardines écaillées et vidées
60 g de riz complet

Préparation

1. Pelez et hachez finement la gousse d'ail. Mettez-la dans un bol avec un peu d'huile d'olive, le jus du citron et des herbes de Provence.
2. Sur une plaque, étalez du papier aluminium, huilez légèrement et déposez les sardines.
3. Réalisez deux petites incisions en travers des flancs des sardines, de chaque côté.
4. Arrosez les sardines de l'huile aromatisée préparée auparavant.
5. Avant de mettre vos sardines au four, commencez à cuire votre riz selon les indications du paquet. Pendant la cuisson, enfournez les sardines.
6. Faites cuire au four pendant 8 minutes à 200 °C.

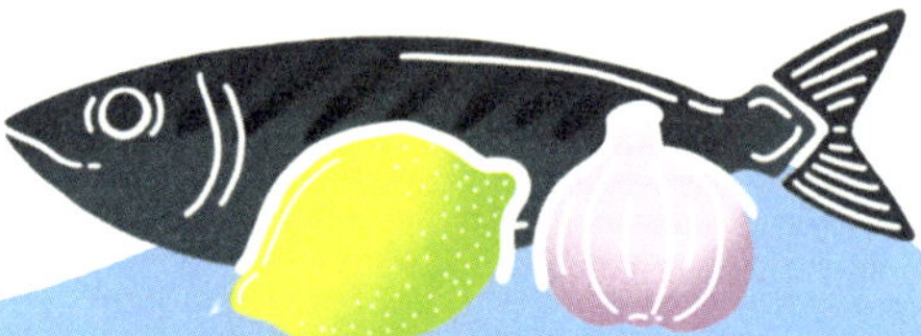

CONSEILS FIZZUP

- N'hésitez pas à demander à votre poissonnier d'écailler et vider vos sardines !

SOUPE CHINOISE

Type de régime : sans lactose

VALEURS NUTRITIONNELLES POUR 1 PORTION

PROTÉINES	GLUCIDES	LIPIDES	KCAL
42 g	41 g	19 g	484

Ingrédients

125 g de blanc de poulet
½ gousse d'ail
½ oignon jaune
½ carotte
50 g de pousses de soja
300 ml de bouillon de volaille
15 g de farine
60 g de nouilles chinoises
1 champignon noir déshydraté
1 c. à soupe d'huile d'olive
Sel et poivre

Préparation

1. Coupez le poulet, l'ail, l'oignon et la carotte en bâtonnets.
2. Dans une cocotte, faites revenir le tout avec les pousses de soja dans l'huile d'olive.
3. Ajoutez les 3/4 du bouillon et laissez cuire 12 à 15 minutes en ajoutant du sel et du poivre.
4. Délayez la farine avec le bouillon restant et versez le tout dans la cocotte.
5. Ajoutez les nouilles et le champignon préalablement réhydraté.

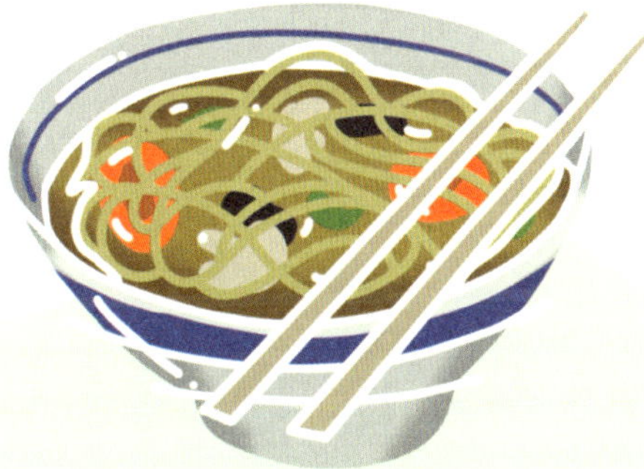

CONSEILS FIZZUP

- À vous d'assaisonner votre soupe comme vous le souhaitez avec du piment, de la sauce soja, du vinaigre ou encore du gingembre.

TABOULÉ SANTÉ QUINOA

Type de régime : végétarien, sans gluten, sans lactose

VALEURS NUTRITIONNELLES POUR 1 PORTION

PROTÉINES	GLUCIDES	LIPIDES	KCAL
8 g	44 g	7 g	235

Ingrédients

35 g de quinoa
½ tomate
½ concombre
1 oignon jaune
10 g de raisins secs
100 ml de jus de citron
1 c. à café d'huile d'olive
3 feuilles de menthe fraîche
Sel et poivre

Préparation

1. Faites cuire le quinoa dans une casserole pendant une quinzaine de minutes. Rincez-le puis égouttez-le.
2. Coupez la tomate et le concombre en petits dés.
3. Émincez l'oignon.
4. Mélangez le tout avec le quinoa dans un grand récipient.
5. Ajoutez les raisins secs, le jus de citron, l'huile d'olive ainsi que les feuilles de menthe fraîche, préalablement hachées.
6. Salez, poivrez, puis mélangez bien la préparation.
7. Réservez au réfrigérateur au minimum 1 heure avant de savourer !

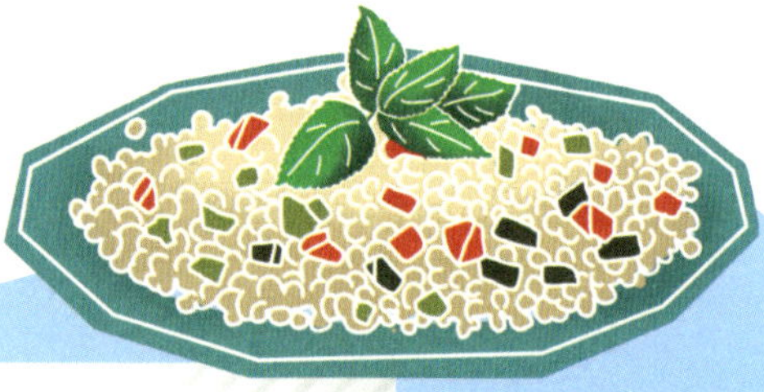

CONSEILS FIZZUP

- Pour un goût encore plus frais, n'hésitez pas à mettre davantage de feuilles de menthe dans la préparation !

TACOS AVOCAT ET POULET

Type de régime : sans gluten, sans lactose

VALEURS NUTRITIONNELLES POUR 1 PORTION

PROTÉINES	GLUCIDES	LIPIDES	KCAL
36 g	33 g	20 g	456

Ingrédients

Quelques feuilles de laitue
125 g de blanc de poulet
Épices à couscous (safran, cumin, gingembre, coriandre…)
½ avocat
1 tomate
150 g de maïs

Préparation

1. Lavez les feuilles de laitue et essuyez-les à l'aide d'un papier absorbant. Posez-les à plat pour pouvoir bien façonner vos tacos par la suite.
2. Coupez le blanc de poulet en fines lamelles.
3. Faites-le cuire à la poêle et assaisonnez-le avec les épices.
4. Pendant ce temps, découpez l'avocat et la tomate en petits dés. Égouttez le maïs.
5. Disposez les ingrédients suivants sur la feuille de laitue : poulet épicé, avocat, maïs, tomate.
6. Refermez délicatement la feuille de laitue et dégustez.

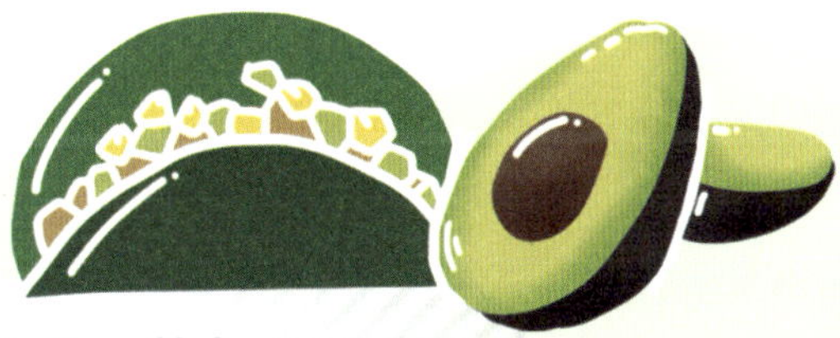

CONSEILS FIZZUP

- Pour plus d'onctuosité et de saveurs, tartinez légèrement votre feuille de laitue avec la sauce alternative « épicée » : 3 c. à soupe de yaourt maigre ou de fromage blanc, 1 c. à café paprika, quelques gouttes de Tabasco®.

TIAN DE LÉGUMES

Type de régime : végétarien, sans gluten, sans lactose, vegan

VALEURS NUTRITIONNELLES POUR 1 PORTION

PROTÉINES	GLUCIDES	LIPIDES	KCAL
8 g	22 g	12 g	228

Ingrédients

½ oignon jaune
½ tomate
½ courgette
¼ de poivron rouge
½ aubergine
½ gousse d'ail

Huile d'olive
Thym
Origan
Romarin
Sel et poivre

Préparation

1. Préchauffez le four à 180 °C.
2. Lavez la tomate, la courgette et l'aubergine et coupez-les en rondelles.
3. Coupez le poivron en lamelles.
4. Mettez l'aubergine à dégorger au gros sel pendant 20 minutes.
5. Enlevez le sel et badigeonnez les légumes d'huile d'olive.
6. Pressez la gousse d'ail et déposez-la au fond du plat avec un filet d'huile d'olive.
7. Déposez les rondelles de légumes rangées, en les couchant et en les serrant.
8. Alternez aubergine, courgette, oignon, tomate et poivron.
9. Versez un filet d'huile d'olive et les herbes sur les légumes.
10. Salez et poivrez.
11. Enfournez 25-30 minutes.

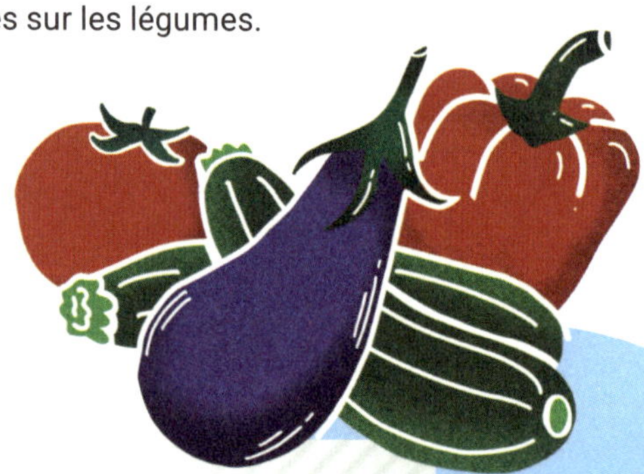

CONSEILS FIZZUP

- Préférez des poivrons jaunes ou rouges pour ajouter davantage de couleur à votre plat.
- Dégorger au gros sel signifie mettre du sel sur un aliment cru afin qu'il perde son eau.

TORTILLA PROTÉINÉE

Type de régime : végétarien, sans gluten, sans lactose

VALEURS NUTRITIONNELLES POUR 1 PORTION

PROTÉINES	GLUCIDES	LIPIDES	KCAL
21 g	40 g	26 g	478

Ingrédients

½ pomme de terre
1 c. à soupe d'huile d'olive
½ courgette
½ poivron rouge
½ oignon rouge
5 feuilles de basilic
2 œufs
Paprika
Poivre

Préparation

1. Préchauffez le four à 180 °C.
2. Épluchez la pomme de terre et faites-la cuire dans une poêle préalablement huilée durant une quinzaine de minutes en remuant régulièrement.
3. Pendant ce temps, coupez la courgette, le poivron et l'oignon.
4. Ajoutez-les à la pomme de terre et faites cuire pendant 5 à 10 minutes.
5. Coupez les feuilles de basilic en petits morceaux.
6. Dans un bol, battez les œufs avec une pincée de paprika, le poivre et le basilic.
7. Prenez un plat allant au four et disposez-y les légumes.
8. Versez ensuite l'omelette.
9. Enfournez une vingtaine de minutes.

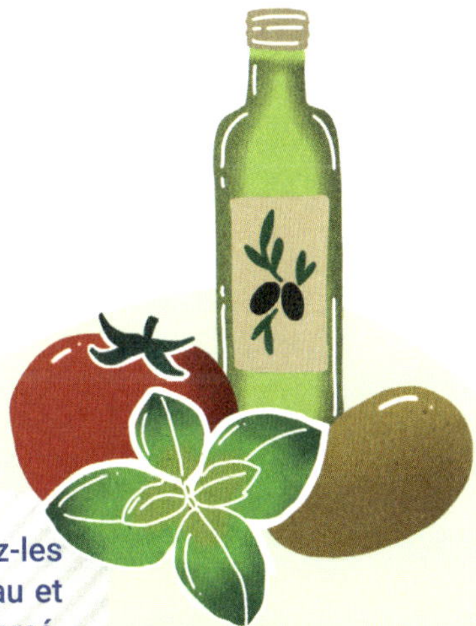

CONSEILS FIZZUP

- Pour une cuisson plus rapide des pommes de terre, mettez-les dans un récipient allant au micro-ondes avec un fond d'eau et couvrez d'un couvercle ou d'un film plastique préalablement percé. Faites cuire 2 à 3 minutes, à puissance maximale.

DESSERTS ET COLLATIONS >>>

BANANE AUX PÉPITES DE CHOCOLAT

Type de régime : végétarien, sans gluten

VALEURS NUTRITIONNELLES POUR 1 PORTION

PROTÉINES	GLUCIDES	LIPIDES	KCAL
2 g	28 g	4 g	156

Ingrédients

1 banane
10 g de pépites de chocolat

Préparation

1. Épluchez la banane.
2. Coupez-la en morceaux.
3. Mettez-la dans un ramequin.
4. Saupoudrez de pépites de chocolat.

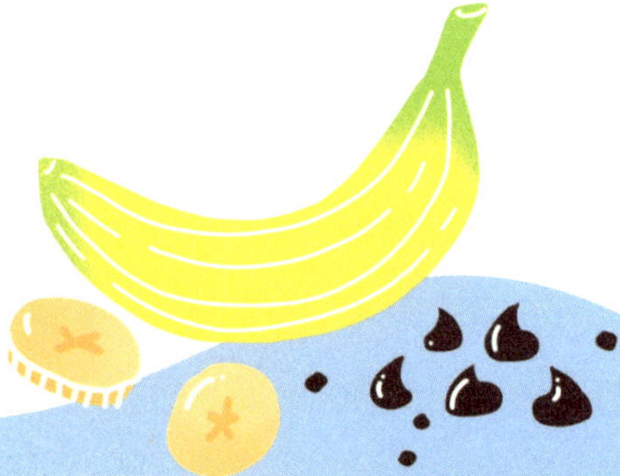

CONSEILS FIZZUP

- Ne conservez pas vos bananes au réfrigérateur, elles risquent de noircir.

BISCUITS LÉGERS VANILLE ET FLOCONS D'AVOINE

Type de régime : végétarien, sans lactose, vegan

VALEURS NUTRITIONNELLES POUR 1 PORTION

PROTÉINES	GLUCIDES	LIPIDES	KCAL
3 g	26 g	11 g	215

Ingrédients

80 g de flocons d'avoine
80 g de farine de votre choix
40 g de sucre complet
5 g de levure chimique (½ sachet)
Vanille en poudre
Mélange quatre-épices
Sel
60 g d'huile de coco
30 ml de boisson végétale (selon votre goût)

Préparation

1. Préchauffez le four à 180 °C.
2. Dans un saladier, mélangez les flocons d'avoine, la farine, le sucre, la levure, une pincée de poudre de vanille, une pincée de quatre-épices et une pincée de sel.
3. Ajoutez ensuite l'huile de coco fondue et la boisson végétale.
4. Mélangez bien avec les doigts jusqu'à pouvoir former des boules de pâte.
5. Sur une plaque recouverte de papier cuisson, formez 6 boules de taille moyenne et aplatissez-les avec la paume de la main.
6. Mettez au four pendant une dizaine de minutes.
7. Les biscuits doivent être bien dorés à la sortie du four.

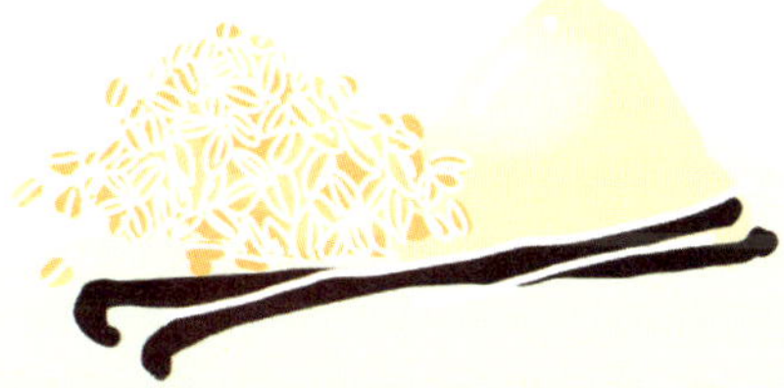

CONSEILS FIZZUP

- Ajoutez un peu plus de boisson végétale si la texture de la préparation vous semble trop sèche.
- Ajoutez du cacao en poudre pour un résultat plus gourmand !

COMPOTE POMMES ET POIRES

Type de régime : végétarien, sans gluten, sans lactose

VALEURS NUTRITIONNELLES POUR 1 PORTION

PROTÉINES	GLUCIDES	LIPIDES	KCAL
1 g	42 g	1 g	181

Ingrédients

6 pommes
6 poires
100 ml d'eau
1 gousse de vanille
1 c. à café de cannelle
30 g de miel

Préparation

1. Épluchez les pommes et les poires, ôtez les pépins et les trognons, puis coupez les fruits en dés.
2. Dans une casserole, faites cuire à feu doux les fruits, l'eau, la gousse de vanille fendue en deux dans le sens de la longueur, la cannelle et le miel pendant 30 minutes.
3. Mélangez de temps en temps.
4. Une fois que les fruits sont bien tendres, retirez la gousse de vanille et versez-les dans un blender.
5. Mixez le tout jusqu'à obtenir la consistance souhaitée.

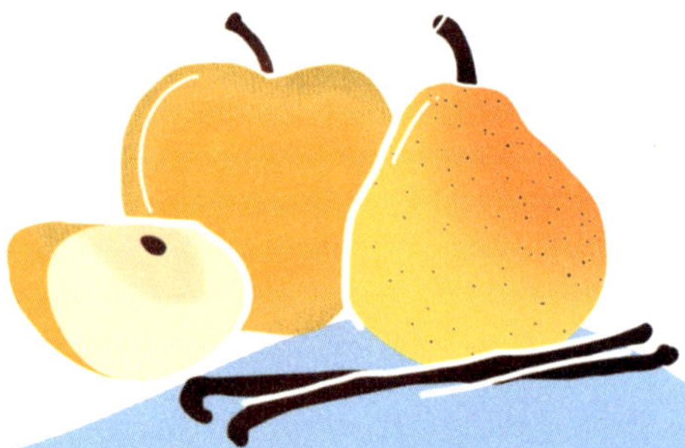

CONSEILS FIZZUP

- Pour les pommes, préférez des Golden, et pour les poires, des Williams.
- Vous pouvez déguster votre compote froide ou tiède.

CRÈME BANANE ET AVOINE

Type de régime : végétarien, sans gluten, sans lactose

VALEURS NUTRITIONNELLES POUR 1 PORTION

PROTÉINES	GLUCIDES	LIPIDES	KCAL
5 g	73 g	8 g	384

Ingrédients

500 ml de boisson à l'avoine
2 c. à soupe de cassonade
4 g de sucre vanillé
2,5 c. à soupe de fécule de maïs
1 banane

Préparation

1. Pelez et coupez la banane en rondelles.
2. Dans une casserole, faites chauffer la boisson à l'avoine, le sucre et la fécule de maïs à feu doux, sans vous arrêter de mélanger.
3. Ajoutez la banane dans la casserole et laissez cuire 5 minutes supplémentaires, toujours en mélangeant.
4. Laissez refroidir hors du feu.
5. Versez la préparation dans un petit pot en verre.

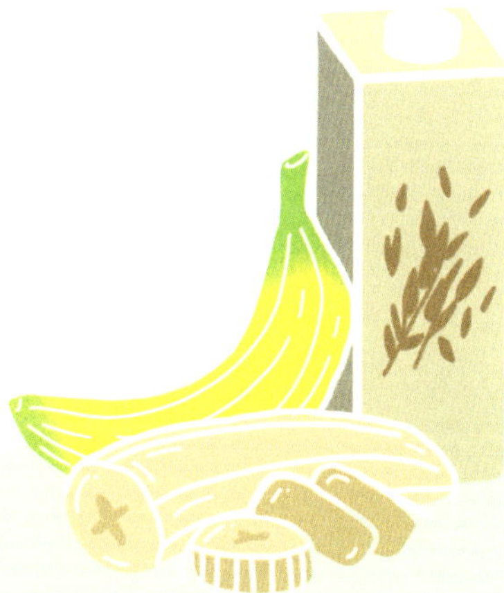

CONSEILS FIZZUP

- Si vous trouvez que la crème n'est pas assez sucrée, n'ajoutez pas de sucre mais plutôt du miel.

FONDANT AU CHOCOLAT SANS BEURRE

Type de régime : végétarien, sans lactose

VALEURS NUTRITIONNELLES POUR 1 PORTION

PROTÉINES	GLUCIDES	LIPIDES	KCAL
8 g	15 g	24 g	308

Ingrédients (pour 2 portions)

50 g de chocolat noir (70 % de cacao minimum)
1 œuf
7,5 g de stévia
25 g de compote de pommes
37,5 g de poudre de noisette
1/3 sachet de levure chimique

Préparation

1. Faites fondre le chocolat au bain-marie ou au micro-ondes puis laissez-le refroidir.
2. Mélangez un œuf et la stévia jusqu'à ce que le mélange blanchisse.
3. Ajoutez la compote, la levure, la poudre de noisette, le chocolat puis mélangez.
4. Placez du papier cuisson dans le moule à cake puis versez-y la préparation.
5. Enfournez le mélange pendant 20 minutes à 180 °C.

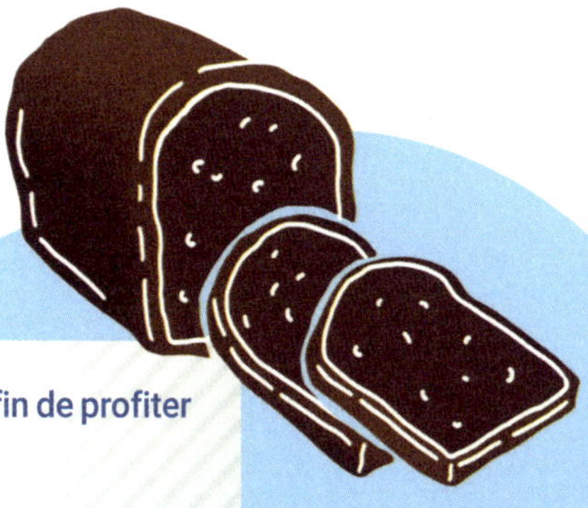

CONSEILS FIZZUP

- Privilégiez le chocolat noir à plus de 70 % de cacao, afin de profiter de tous les bienfaits de celui-ci.

GÂTEAU LÉGER FROMAGE BLANC ET POIRES

Type de régime : végétarien

VALEURS NUTRITIONNELLES POUR 1 PORTION			
PROTÉINES	GLUCIDES	LIPIDES	KCAL
7 g	21 g	3 g	265

Ingrédients

3 œufs
50 g de sucre
220 g de fromage blanc
40 g de farine
6 g de levure chimique (½ sachet)
225 g de poires au sirop

Préparation

1. Préchauffez le four à 180 °C.
2. Séparez le blanc du jaune des œufs.
3. Mélangez le sucre avec les jaunes.
4. Incorporez le fromage blanc, la farine, ainsi que la levure.
5. Battez les blancs en neige et ajoutez-les à la préparation.
6. Disposez au fond d'un moule les poires coupées en tranches. Versez la préparation dessus.
7. Mettez au four pendant 25 minutes environ. Démoulez et laissez refroidir le gâteau. Placez-le au frigo en attendant de le servir.

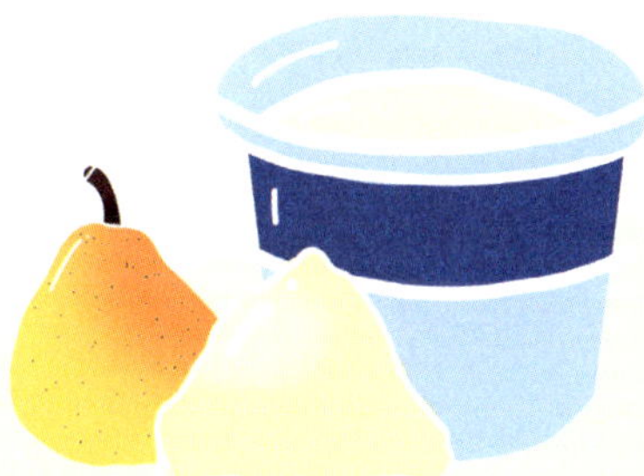

CONSEILS FIZZUP

- Variez les plaisirs en remplaçant les poires par des pêches ou des abricots au sirop !

KIWIS AU GINGEMBRE

Type de régime : végétarien, sans gluten, sans lactose, vegan

VALEURS NUTRITIONNELLES POUR 1 PORTION

PROTÉINES	GLUCIDES	LIPIDES	KCAL
2 g	32 g	1 g	145

Ingrédients

2 kiwis
1 c. à café de gingembre
10 g de sucre

Préparation

1. Pelez les kiwis et coupez-les en rondelles, puis mettez-les dans un saladier.
2. Râpez ou émincez très finement un peu de gingembre.
3. Ajoutez le sucre, puis mélangez le tout.
4. Laissez reposer au moins 1 heure au réfrigérateur (le sucre va se mêler au jus de kiwi et au gingembre pour faire du sirop).
5. Mélangez une dernière fois avant de servir.

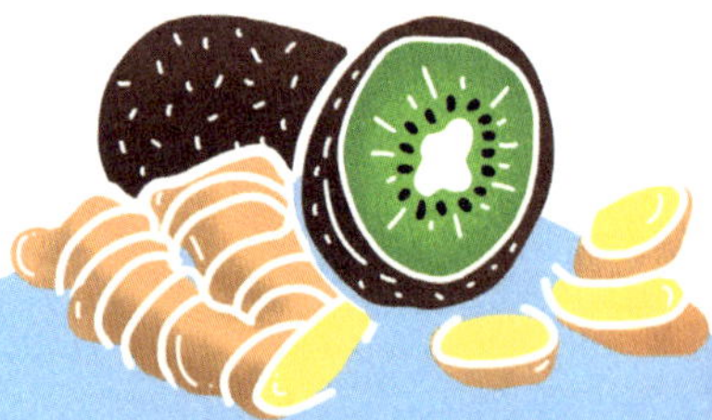

CONSEILS FIZZUP

- Le gingembre pris en fin de repas facilitera votre digestion.

MOUSSE LAIT D'AMANDE ET AVOCAT

Type de régime : végétarien, sans gluten, sans lactose

VALEURS NUTRITIONNELLES POUR 1 PORTION

PROTÉINES	GLUCIDES	LIPIDES	KCAL
3 g	12 g	9 g	141

Ingrédients

1 avocat bien mûr
200 ml de lait d'amande
30 g de sucre complet
50 ml de jus de citron vert
7 g de sucre vanillé
2 blancs d'œuf

Préparation

1. Mixez l'avocat avec le lait d'amande.
2. Ajoutez le sucre et le jus de citron vert.
3. Ajoutez le sucre vanillé.
4. Battez les blancs en neige et incorporez-les au mélange.
5. Répartissez la préparation dans des ramequins.

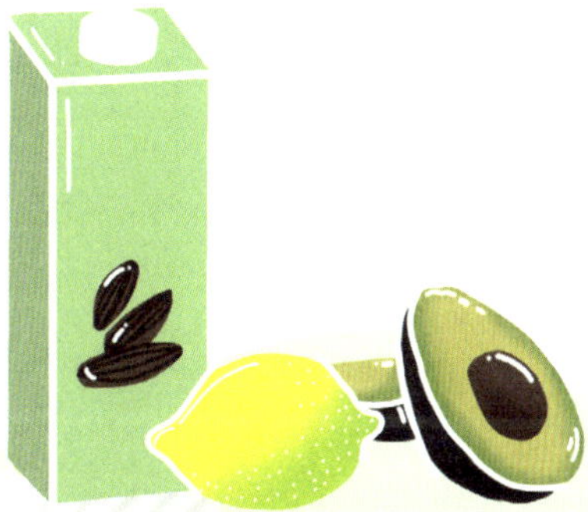

CONSEILS FIZZUP

- Accompagnez cette mousse avec des fruits rouges pour un duo de couleurs vert et rouge.
- Parsemez cette mousse d'éclats d'amandes ou d'amandes effilées pour plus de goût !
- Remplacez le lait d'amande par 3 cuillères à soupe de dessert au soja ou de fromage blanc pour plus d'onctuosité.

MUFFIN MIEL ET RAISINS

Type de régime : végétarien, sans lactose

VALEURS NUTRITIONNELLES POUR 1 PORTION

PROTÉINES	GLUCIDES	LIPIDES	KCAL
7 g	42 g	3 g	223

Ingrédients (pour 6 muffins)

2 œufs
100 g de miel
200 g de farine
11 g de levure chimique (1 sachet)
50 g de raisins secs

Préparation

1. Préchauffez le four à 180 °C.
2. Séparez les blancs des jaunes d'œufs.
3. Dans un saladier, battez les jaunes avec le miel.
4. Dans un autre récipient, mélangez la farine et la levure, puis incorporez le tout dans le mélange jaunes d'œufs/miel, en fouettant pour éviter les grumeaux.
5. Montez les blancs en neige, puis incorporez-les délicatement à la préparation.
6. Ajoutez les raisins secs et mélangez.
7. Versez la pâte dans des moules à muffins (x 6).
8. Enfournez pendant 15 minutes.

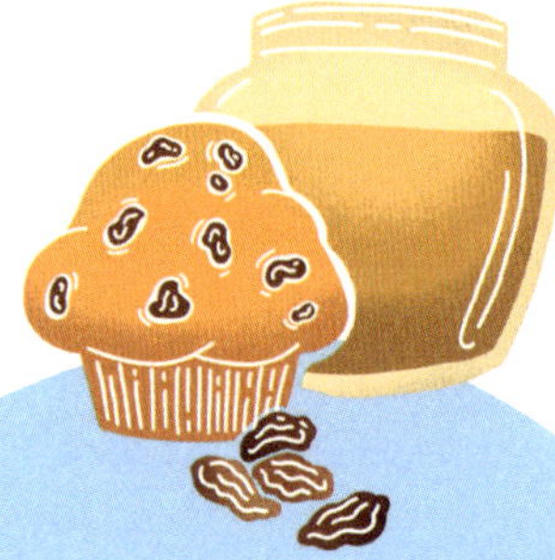

CONSEILS FIZZUP

- Pour les plus gourmands, vous pouvez remplacer les raisins secs par des pépites de chocolat noir (minimum 70 % de cacao).

PANNA COTTA

Type de régime : sans gluten

VALEURS NUTRITIONNELLES POUR 1 PORTION

PROTÉINES	GLUCIDES	LIPIDES	KCAL
6 g	18 g	4 g	132

Ingrédients

1 feuille de gélatine
150 ml de crème fraîche liquide
1 c. à soupe d'édulcorant en poudre
1 orange
½ pamplemousse

Préparation

1. Immergez la feuille de gélatine pendant 2 minutes dans de l'eau froide afin de l'assouplir.
2. Faites chauffer légèrement la crème fraîche dans une casserole, puis ajoutez-y la feuille de gélatine ainsi que l'édulcorant.
3. Mélangez bien jusqu'à ce que la préparation soit homogène.
4. Versez le mélange dans deux verrines, puis laissez reposer au réfrigérateur au moins 4 heures (jusqu'à ce que la préparation soit gélatineuse).
5. Peu de temps avant de servir, taillez en quartiers l'orange et le pamplemousse. Placez-les sur le dessus de chaque panna cotta.

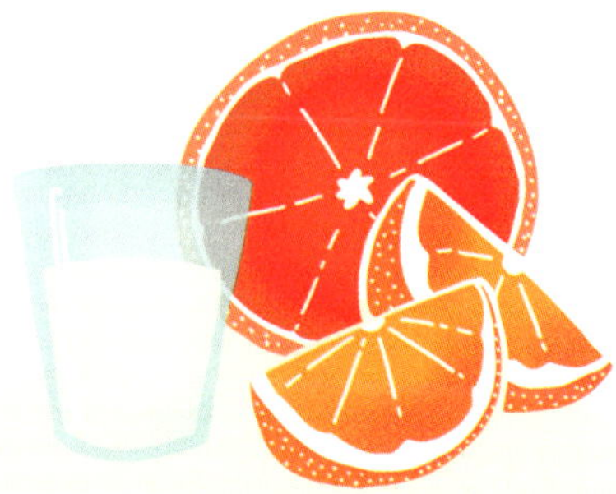

CONSEILS FIZZUP

- Déclinez votre panna cotta avec un grand nombre de fruits, n'hésitez pas à vous faire plaisir !
- Vous pouvez remplacer la gélatine (issue du porc) par de l'agar-agar (algue gélifiante) en respectant les quantités préconisées sur la boîte.

POMME AU FOUR

Type de régime : végétarien, sans gluten, sans lactose, vegan

VALEURS NUTRITIONNELLES POUR 1 PORTION

PROTÉINES	GLUCIDES	LIPIDES	KCAL
3 g	33 g	9 g	225

Ingrédients

1 pomme
1 pruneau
1 datte
1 abricot sec
12 g de cerneaux de noix

Préparation

1. Lavez et évidez la pomme à l'aide d'un économe ou d'un vide-pomme.
2. Coupez les fruits secs et les cerneaux de noix en petits morceaux. Mélangez le tout dans un bol.
3. Déposez la pomme garnie du mélange fruits secs/noix dans un plat allant au four et ajoutez un peu d'eau au fond du plat.
4. Faites cuire 20 minutes à 200 °C puis laissez tiédir avant de servir.

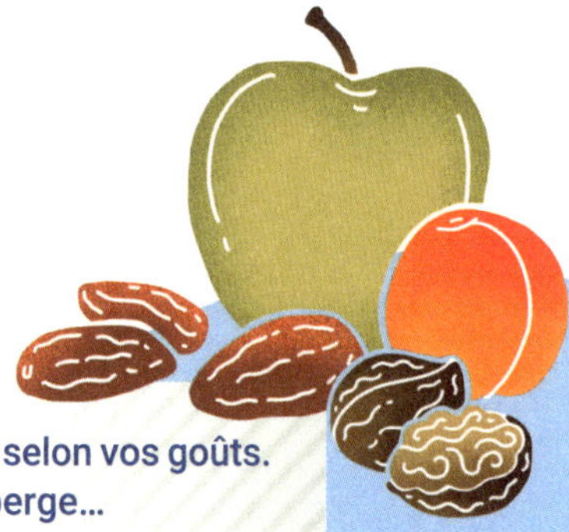

CONSEILS FIZZUP

- N'hésitez pas à adapter le mélange de fruits secs selon vos goûts. Pensez aux figues sèches, raisins secs, canneberge...
- Vous pouvez ajouter de la cannelle et des zestes d'orange sur le dessus de votre pomme.

RIZ AU SOJA

Type de régime : végétarien, vegan, sans lactose, sans gluten

VALEURS NUTRITIONNELLES POUR 1 PORTION

PROTÉINES	GLUCIDES	LIPIDES	KCAL
15 g	62 g	5 g	353

Ingrédients (pour 4 portions)

250 g de riz rond
1 l de boisson au soja
7,5 g de sucre vanillé
30 g de sucre

Préparation

1. Plongez le riz dans une casserole d'eau bouillante et laissez-le cuire 5 minutes.
2. Dans une autre casserole, faites bouillir la boisson au soja avec le sucre vanillé.
3. Égouttez le riz et versez-le dans la casserole avec le soja. Laissez cuire à feu doux pendant 15 minutes.
4. Ajoutez le sucre puis laissez cuire encore 15 minutes.
5. Une fois le riz cuit, laissez-le tiédir hors du feu.
6. Versez la préparation dans 4 bols ou verrines et laissez-les refroidir à température ambiante.

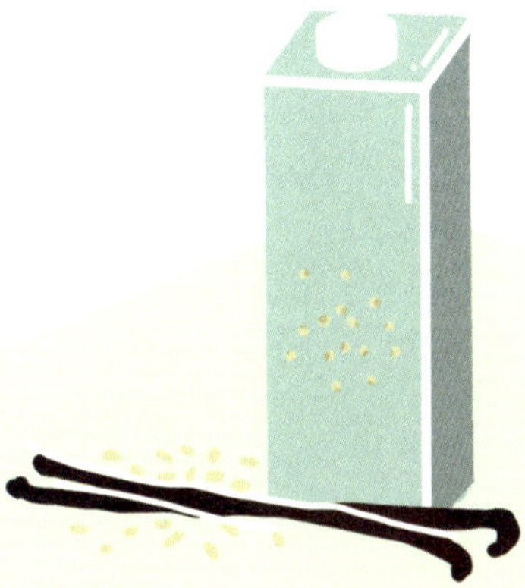

CONSEILS FIZZUP

- Vous pouvez parsemer votre riz de fruits pour plus de fraîcheur.

SMOOTHIE ÉNERGIE AMANDES

Type de régime : végétarien, sans gluten, sans lactose

VALEURS NUTRITIONNELLES POUR 1 PORTION

PROTÉINES	GLUCIDES	LIPIDES	KCAL
2 g	50 g	2 g	226

Ingrédients

1 ½ banane
75 ml de lait d'amande
15 g de miel

Préparation

1. Épluchez et coupez les bananes.
2. Ajoutez le lait et le miel.
3. Mixez et le tour est joué !

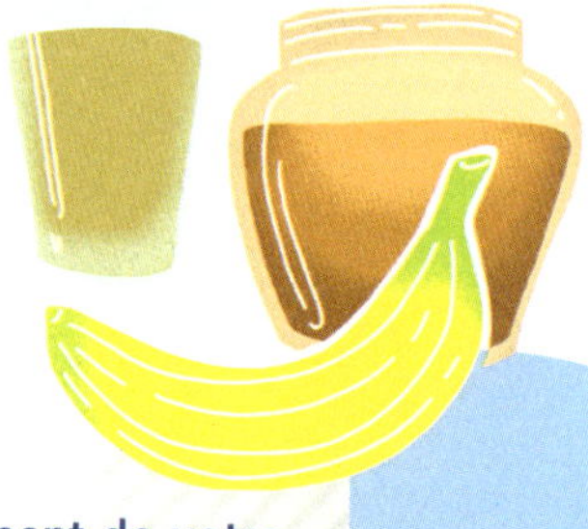

CONSEILS FIZZUP

- Ajoutez un fruit de votre préférence en complément de votre goût. Vous pouvez même ajouter ¼ d'avocat qui se marie très bien avec le lait d'amande.
- Pour plus de fraîcheur, mixez 1 ou 2 glaçons dans votre smoothie.
- Vous pouvez aussi parsemer votre smoothie d'éclats d'amandes.

SMOOTHIE KIWI ET POMME

Type de régime : végétarien, sans gluten, sans lactose

VALEURS NUTRITIONNELLES POUR 1 PORTION

PROTÉINES	GLUCIDES	LIPIDES	KCAL
4 g	40 g	6 g	230

Ingrédients

½ pomme verte
1 kiwi
250 ml de lait d'amande
1 c. à café de miel

Préparation

1. Épluchez et coupez la pomme. Si vous avez un extracteur de jus ou une centrifugeuse, vous pouvez laisser la peau mais lavez bien le fruit au préalable.
2. Épluchez le kiwi.
3. Mixer le tout et ajouter le lait d'amande.
4. Ajustez le dosage selon la consistance souhaitée (plus ou moins liquide).
5. Ajoutez un peu de miel liquide si besoin.

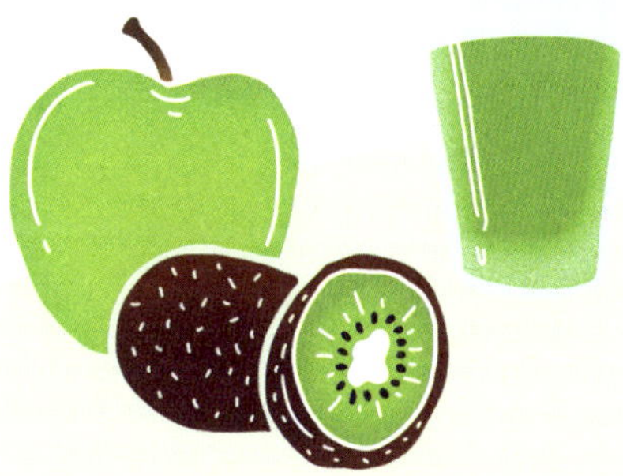

CONSEILS FIZZUP

- Vous pouvez aussi ajuster votre smoothie vert avec de l'eau à la place du lait d'amande pour qu'il soit plus léger.

SUIVRE SES PROGRÈS

VOS RÉSULTATS

Vous allez rapidement ressentir les bienfaits de l'activité physique et d'une bonne alimentation. Sensation de bien-être général, d'apaisement, moins de stress, plus de tonus… S'ensuivra rapidement une modification de votre physiologie, à l'intérieur comme à l'extérieur.

LE PHYSIQUE

Fuyez votre balance, car votre poids n'a aucune importance. Regardez-vous simplement dans le miroir et appréciez les résultats. La combinaison du sport et de l'alimentation vous permettra de visualiser des résultats esthétiques dès 3 semaines ; à 6 semaines, vous vous surprendrez à découvrir une nouvelle silhouette, plus élancée, plus ferme. Prenez-vous en photo dans un miroir pour suivre votre évolution. Prenez une photo au départ, puis toutes les 3 semaines, pour faire coïncider la photo avec la fin d'un cycle de votre programme.

SUR LE LONG TERME

Nous ne sommes pas tous égaux quant à notre physiologie et à la réaction de notre corps face à de nouvelles habitudes sportives et alimentaires. Certaines progresseront rapidement et d'autres prendront plus de temps. La patience est la clef, car en prenant soin de votre bien-être, vous vous lancez dans un long marathon. Plus vous pérenniserez vos bonnes habitudes dans le temps, plus vous gagnerez en qualité de vie. Rappelez-vous que vous en êtes capable et que vous disposerez de toutes les ressources nécessaires : il suffit de les activer !

Managez ingénieusement votre motivation, prenez du temps pour vous et offrez-vous ce qu'il y a de mieux pour sublimer votre vie. Chassez les choses futiles pour redonner de l'importance aux choses essentielles : vous, votre famille et tous vos rêves. Les nouvelles habitudes que nous avons vues dans ce livre vous sont très largement accessibles ! Saisissez cette opportunité pour chasser certaines de vos croyances. Il vous suffit de vous reconnecter à vous-même, à vos intuitions et de ne plus vous laisser happer par le rythme effréné du quotidien.

C'est à vous de jouer maintenant.

UTILISER L'APPLICATION

Vous pouvez retrouver votre programme d'entraînement sur le site Internet ou l'application FizzUp, disponible sur Android, iOS, Huawei, Orange et le Web, pour profiter d'une interactivité optimale. Le coaching en ligne de FizzUp vous accompagnera dans la réalisation de vos séances, avec des vidéos d'exercices, des tests sportifs pour adapter le programme à vos capacités physiques, et un planning numérique qui s'adapte à votre emploi du temps.

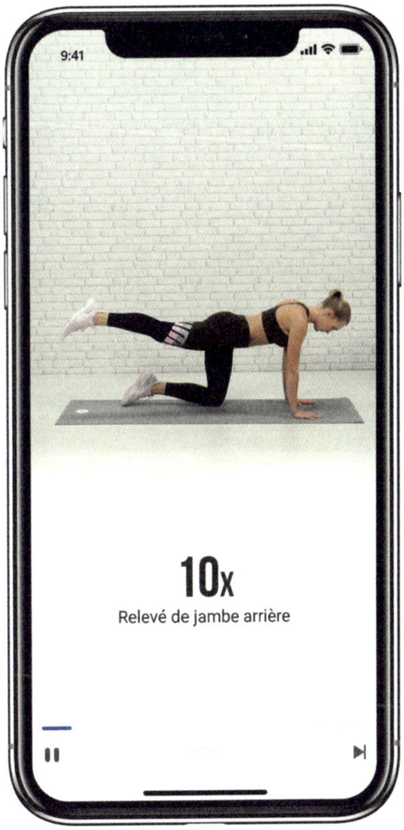

L'application vous propose :

- un **planning d'entraînement** ajustable ;
- des **évaluations** pour adapter les entraînements à vos capacités physiques ;
- des **vidéos d'exercices** détaillées sur l'exécution des mouvements ;
- des **compléments d'entraînement** pour affiner vos résultats ;
- des **séances en vidéos** filmées de A à Z avec des coachs ;
- des **vidéos des recettes** ;
- des **bilans sportifs** pour suivre vos progrès ;
- un **support client** ultra-réactif pour répondre à toutes vos questions !

COMMENT UTILISER VOTRE CODE CADEAU ?

C'est simple, pour bénéficier de votre mois gratuit, il vous suffit de scanner le QR code page 160. Sur iOS, prenez-le en photo ; sur Android ou Huawei, téléchargez une application qui permet de scanner les QR codes, puis laissez-vous guider (le code cadeau n'est pas compatible avec l'application Orange de la Livebox). Si vous rencontrez un problème, il vous est possible de vous rendre à l'adresse www.fizzup.com/giftcode et de renseigner le code suivant LMFU-2021-1M.

INDEX DES EXERCICES

INDEX DES RECETTES

Petits-déjeuners

Entrées

Plats

Desserts et collations

Crédits photos

IStock
p. 4 : ©jacoblund ; p. 6 : ©g-stockstudio ; p. 10 : ©DjordjeDjurdjevic ; p. 14 : ©YakobchukOlena ; p. 20 : ©Aamulya ; p. 30 : ©svetikd ; p. 36 : ©diego_cervo ; p. 74 : ©yacobchuk ; p. 104 : ©barol16
Marion Grenier : p. 16, 18, 22-23, 25-26, 29, 33, 76-77, 107-155
Fysiki SAS : p. 38 à 73, 78 à 103 et 157

QR code à flasher

Inprint LA MAISON HACHETTE
58, rue Jean Bleuzen – 92178 Vanves Cedex
www.hachette-pratique.com

Direction Hachette Pratique : Catherine Saunier-Talec
Responsable d'édition : Stéphane Rosa
Suivi éditorial : Fanny Ecochard-Martin et Camille Lenglet
Responsable artistique : Cécilia Rehbinder
Direction Artistique FizzUp : Audrey Facchi
Conception graphique et mise en pages : Studio Blick
Auteur : Julien Lavault
Contenu sportif et nutritionnel : Inène Pascal et Valentin Raigue
Couverture : Nicolas Gallois
Illustrations : Marion Grenier
Préparation de copie : Amélie Poggi
Relecture : Mélanie Le Guen, Inène Pascal, Valentin Raigue
Fabrication : Cécile Alexandre-Tabouy
Responsable communication : Johanna Rodrigue
Responsable partenariats : Dana Lichiardopol
(dlichiardopol@hachette-livre.fr)

Dépôt légal : septembre 2021
10-6220-8/01
ISBN : 978-2-01-945261-2
Achevé d'imprimer en août 2021 par Estella en Espagne.

PAPIER À BASE DE FIBRES CERTIFIÉES

hachette PRATIQUE s'engage pour l'environnement en réduisant l'empreinte carbone de ses livres. Celle de cet exemplaire est de :
1,566 kg éq. CO_2
Rendez-vous sur www.hachette-durable.fr